もしかして、
遺伝性の大腸がん?
―リンチ症候群―

編著

中島　健　Takeshi Nakajima

国立がん研究センター中央病院 内視鏡科／遺伝子診療部門

Community CBR Based Rehabilitation

はじめに

大腸がんの一部には生まれつきの体質(遺伝的な素因)が原因でなるものがあります。その中で一番頻度が高いものが「**リンチ症候群**」です。欧米では大腸がん患者さんの5%くらいがリンチ症候群であるとのデータもあります。大腸がん患者さんの中には若い年齢で大腸がんになった方や、ご家族にも大腸がんになった方がいらっしゃいます。そのような患者さんはもしかしたらリンチ症候群かもしれません。けれど、リンチ症候群の大腸がんと普通の大腸がんは見た目ではほとんど見分けがつきません。また、日本では大腸がん診療の専門の病院・施設の先生でもリンチ症候群の診断に詳しい先生はまだそれほど多くなく、多くの患者さんが未だ診断されていない可能性があります。「私は主治医の先生からはリンチ症候群だとは言われていないから大丈夫」と思っている方でも、遺伝学的な検査をしていないからわからないだけかもしれません。そんな方にこの本を手にとっていただきたいと思い、この本を企画いたしました。この本を読んで、ご自分で「私はもしかしたらリンチ症候群かもしれない」、「一応調べてみたい」と感じたら、主治医の先生に一度相談していただきたいなと思います。また、患者さんから尋ねられることによって、医療者の認識が高くなってほしいと考えております。

「遺伝性がん」では最近、遺伝性乳がん・卵巣がん症候群（ＨＢＯＣ）への認識が広まってきていますが、それと同様に頻度が高いとされるリンチ症候群への認識が高まってほしいと考えております。そして、もし診断された場合には主治医の先生と相談して、今後の健康管理に役立てていただけたら幸いです。

２０１７年５月

国立がん研究センター中央病院　内視鏡科（遺伝子診療部門併任）

中島　健

研究班代表者のことば

医学の進歩や、がんでは早期発見が大切であるという知識が広まってきたことなどにより、がんの治療成績は多くのがんで着実に向上しており、すべてのがんを併せて考えると半分以上が治るようになってきています。それでも、まだまだ診断にも治療にも負担がかかり、社会生活への影響も大きいことが少なくありません。そのような中、自分のことの不安はもとより、「うちはがん家系ではないのか?」、「普通より若くしてがんが見つかったけど」、あるいは「2回もがんになってしまったけど、遺伝だからではないのか?」などと、大切なご家族に心配が及んでいる方もたくさんいらっしゃると思います。

ほとんどのがん(95%以上)は「遺伝病」ではありません。しかし中にはアンジェリーナ・ジョリーさんの勇気ある発表で有名になった「遺伝性乳がん・卵巣がん症候群」のように、遺伝するタイプのがんもあります。この本は、もう一つの重要な、遺伝するタイプのがんである「リンチ症候群」を中心に解説したものですが、遺伝するがん一般に当てはまる原理などについても説明しています。

言うまでもなく、この本にまとめられていることは、メンデルの法則が再発見された

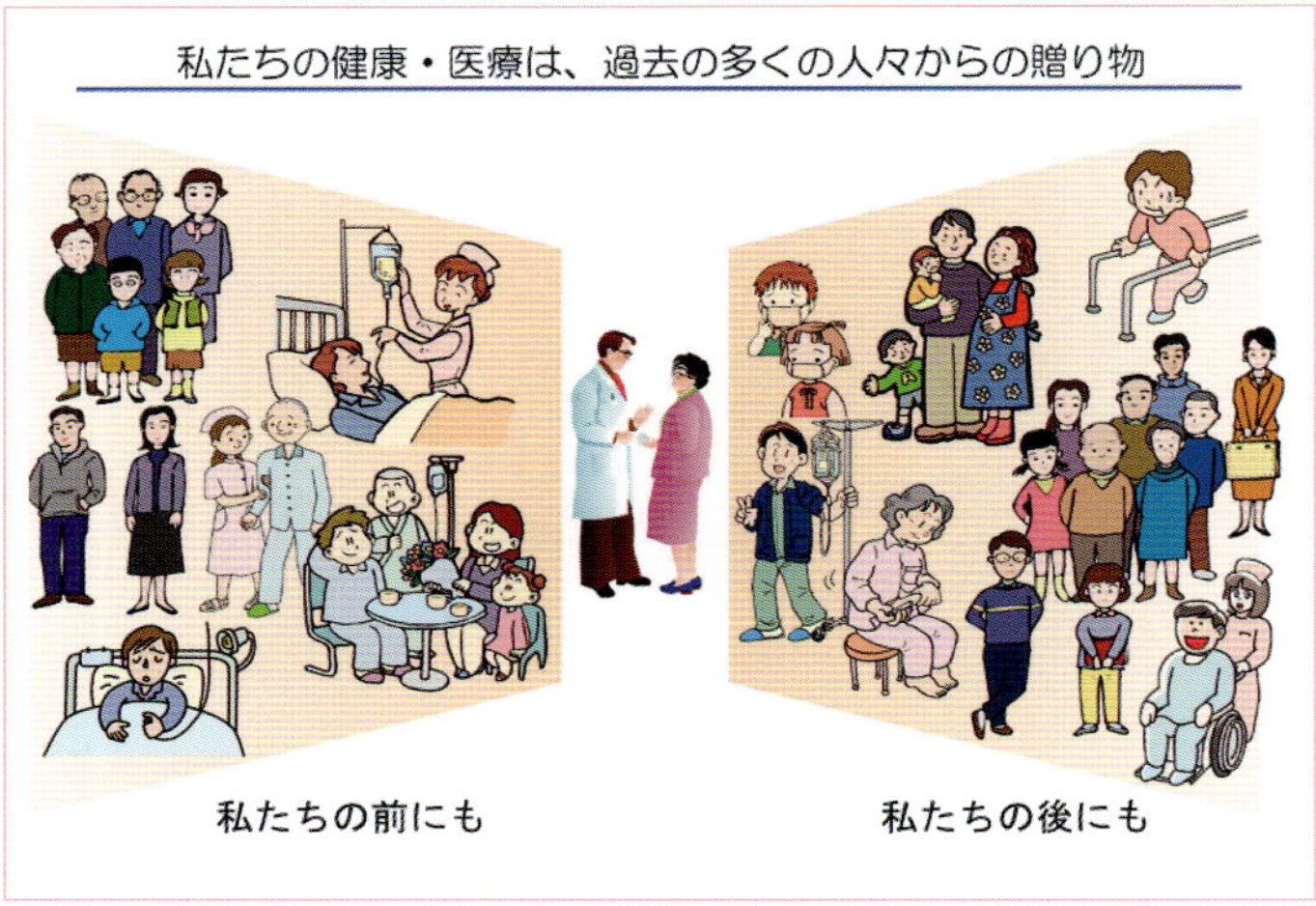
私たちの健康・医療は、過去の多くの人々からの贈り物
私たちの前にも
私たちの後にも

一九〇〇年以来、百年以上にわたって、世界中で行われてきた多くの研究や医療の経験の積み重ねです。それを支えてきたのは、世界中の無数の患者さんやそのご家族の協力です。歴史の中に、一人ひとりのお名前は残らなくても、確実に次の世代の人々への贈り物である、より良い医療の提供に貢献しています。

この本に書かれているように、リンチ症候群についても多くのことが明らかになりました。しかしまだまだ大きな疑問や課題が残っています。例えば、まだすべての患者さんに正確な遺伝子診断ができていない、遺伝子診断の結果、いつ・どのようながんが出やすいかの一人ひとりの予測ができない、早期発見の機会を逸している患者さんやご家族を見逃さないようにする方法が確立していない、などです。

明日の医療は、研究者・医療者だけでは作れません。リンチ症候群に関する、この本やその他の正確でわかりやすい情報が普及し、多くの患者さんとご家族、行政関係者、そしてさらにはすべての国民がともに考え、協力し合う素地ができていくことを願っています。

・多施設共同研究「家族性・若年性のがん及び遺伝性腫瘍に関する診断と研究」
国立がん研究センター研究代表者
・国立がん研究センター中央病院　遺伝子診療部門長

吉田　輝彦

目次

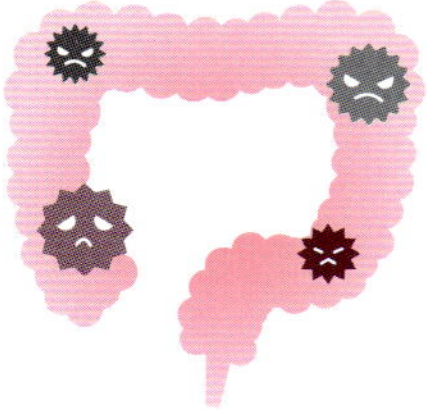

1 どんな方がリンチ症候群と診断されるの？
―実際の患者さんのご紹介

（※すべての症例は、実際のご家族の了承のもと、一部変更して掲載しています。）

〔家族１〕 家族歴の濃厚な典型的なリンチ症候群のご家族

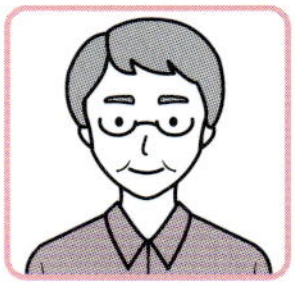

Ａさん
60歳代、男性

Ａさんは60歳代の男性です。４人きょうだいの長男で、妹とその下に弟が２人います（家系図１）。上の弟さんは、大腸がん、他の**リンチ症候群関連がん**（後述13ページ）の既往があり、最終的に尿管がんにて当院で亡くなられました。その娘さんと、Ａさんの妹さんが「遺伝性大腸がんかもしれない」と思い、遺伝相談外来を受診しました。

家族歴を確認してみると、Ａさんも一番下の弟さんも大腸がんの既往があり、濃厚な大腸がん家系でありました。本人が当院で60歳代で大腸がんの手術を実施していたので、**ＭＳＩ検査**（Microsatellite Instability test：マイクロサテライト不安定性検査）（後述32ページ、６章①）を行ったところ、その結果ＭＳＩ検査が陽性と判明しました。確定診断の

家系図 1

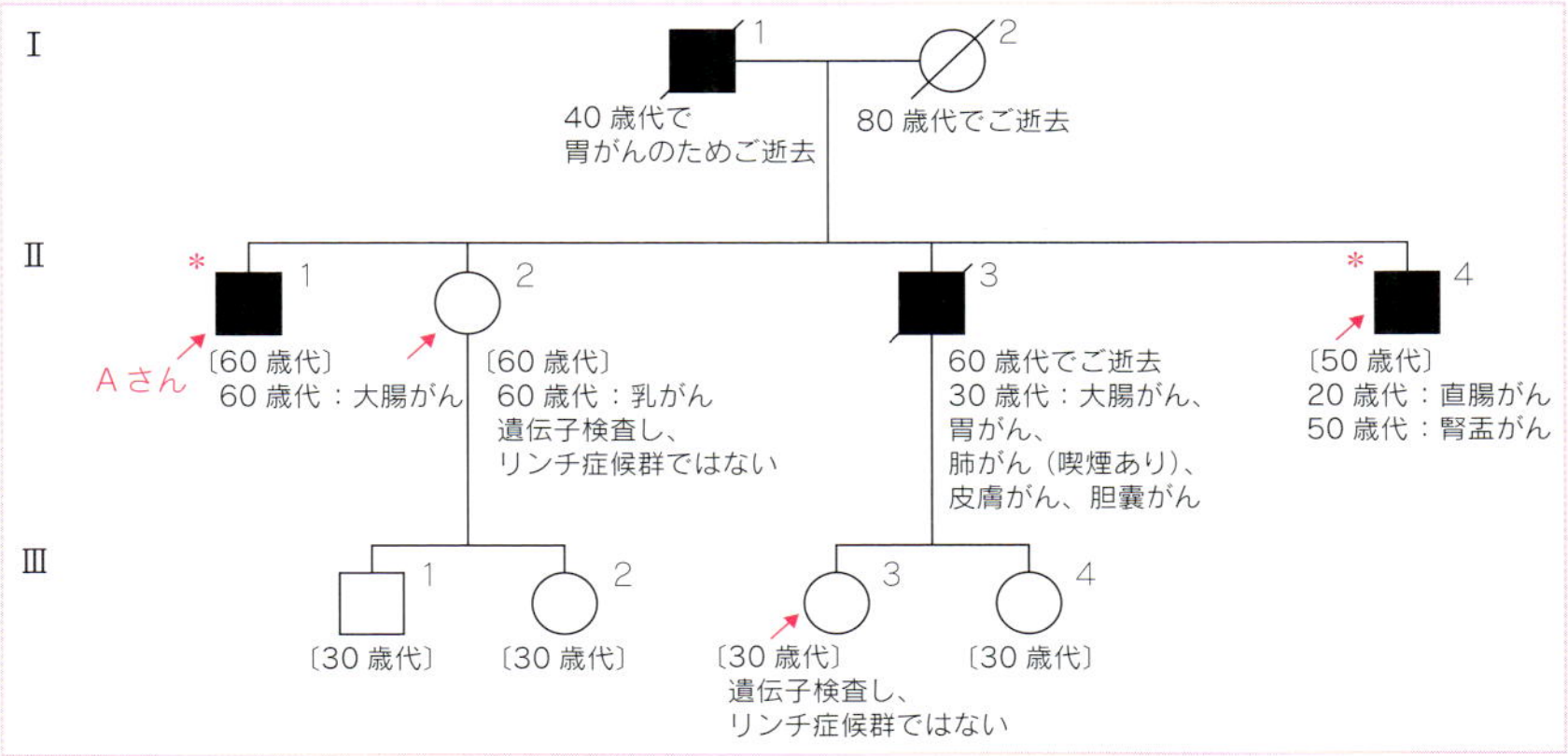

Ⅰ、Ⅱ、Ⅲ…世代を表す　□男性　■がん発症の男性　■故人のがん発症の男性　○女性　∅故人の女性　↗遺伝カウンセリングを受診した方　＊リンチ症候群と診断された方

ための遺伝子検査（医学的には、生まれつきの遺伝の病気を調べる検査のことを正確には〝**遺伝学的検査**〟と呼びますが、この本では一般的な名称の〝遺伝子検査〟という言い方で説明いたします）を行い、リンチ症候群の原因遺伝子である、*MSH2*に病気と関係ある変化（変異）が確認され、リンチ症候群と診断されました。

その後、妹さんと亡くなった弟の娘さんから血縁者診断の希望があり実施しましたが、同じような変異は認めず、リンチ症候群ではないと判定されました。大腸がんの既往のある一番末の弟さんはAさんと同じ変異があり、リンチ症候群であることが確定しました。その後Aさん、一番下の弟さんは、共に当院で大腸内視鏡検査を毎年受けられており、新しい大腸がんができていないかチェックしています。

〔家族2〕 家族歴は薄いが、検査によって最終的にリンチ症候群と診断されたご家族

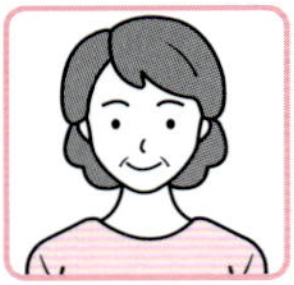

Bさん
60歳代、女性

Bさんは60歳代で大腸内視鏡検査で大腸の3か所にがんを認め、当院に紹介受診されました。3つとも内視鏡治療を行いました。2つは内視鏡治療で取りきることができましたが、1つは深く浸潤しており、その後、外科手術が必要となりました。Bさんは特にがん家系でもなく、改訂ベセスダ基準（後述30ページ）は浸潤がんのみを対象としているため、基準には該当しません。しかしながら3か所にがんがあったため、MSI検査を実施しました。その結果MSI検査陽性であり、ミスマッチ修復蛋白質の免疫組織学的検査（**IHC検査**）（後述35ページ、6章②）を施行したところ、MSH6蛋白質の染色低下も認められました。遺伝子検査の結果、*MSH6*遺伝子に病気と関係のある変化（変異）が確認され、リンチ症候群と診断されました。

胃がん、大腸がんのための胃・大腸内視鏡検査、子宮体がんのための婦人科検診を行ったところ、初回検査で子宮体がんが見つかりました。

お母さんが直腸がんでお亡くなりになられていますが、〔家族1〕の例とは異なり、リンチ症候群関連がんの目立った家族歴はありません（**家系図2**）。

家系図 2

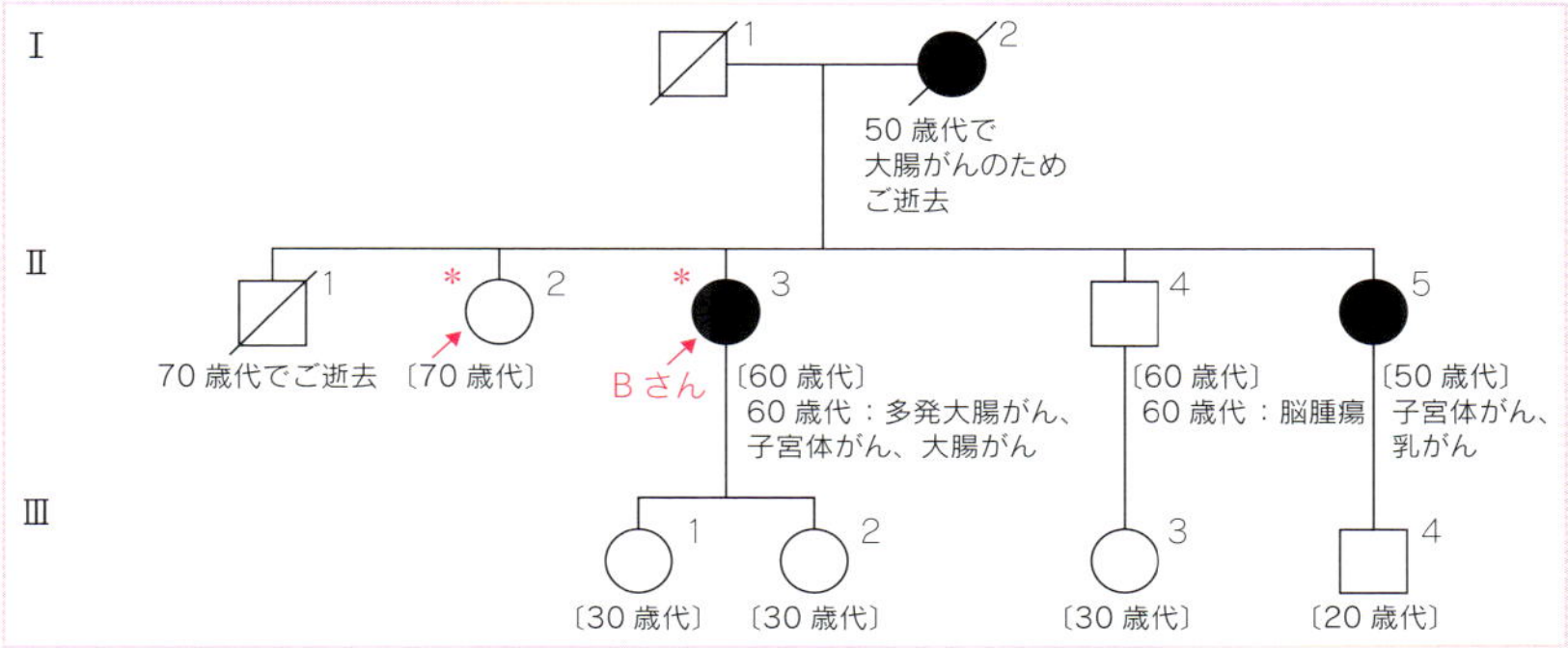

Ⅰ、Ⅱ、Ⅲ…世代を表す　□男性　▨故人の男性　○女性　●がん発症の女性　●故人のがん発症の女性　↗遺伝カウンセリングを受診した方　＊リンチ症候群と診断された方

その後、お姉さんが血縁者診断を希望されました。その時点でお姉さんはがんになっていませんでしたが、遺伝子検査の結果、Bさんと同様にリンチ症候群であることが判明しました。胃・大腸内視鏡検査、婦人科検査を毎年行っており、現在もがんを発症していません。

※リンチ症候群関連がんとして、大腸がん、子宮内膜がん、胃がん、卵巣がん、膵がん、胆道がん、小腸がん、腎盂・尿管がん、脳腫瘍（通常はターコット症候群にみられるグリオブラストーマ）、ムア・トレ症候群の皮脂腺腫や角化棘細胞腫が提示されています。

（1章担当：中島　健）

2 がんと遺伝って関係あるの？

この章では「がんと遺伝」に関して、実際に国立がん研究センターの研究にて使用している説明同意文書を参考に、説明したいと思います。

①がんの統計について

現在、日本人の約2人に1人はがんに罹《かか》る（罹患《りかん》する）と言われています。およそ何人に1人が、どのがんに罹るかを示したのが**表1**です。

表から男女ともに大腸がんの罹患リスクが比較的高いことがわかります。男性の場合、遺伝性のものでなくても10人に1人が大腸がんになることがわかります。

メモ

累積《るいせき》罹患《りかん》リスク

ある年齢までにある病気に罹患する（その病気と診断される）確率のこと。「生涯累積

表1　累積罹患リスク(2012年データに基づく)
生涯でがんに罹患する確率は、男性63%(2人に1人)、女性47%(2人に1人)。

部位	生涯がん罹患リスク(%)		何人に1人か	
	男性	女性	男性	女性
全がん	63%	47%	2人	2人
食道	2%	0.4%	45人	228人
胃	11%	6%	9人	18人
結腸	6%	6%	17人	18人
直腸	4%	2%	27人	48人
大腸	10%	8%	10人	13人
肝臓	4%	2%	28人	49人
胆のう・胆管	2%	2%	60人	57人
膵臓	2%	2%	43人	43人
肺	10%	5%	10人	21人
乳房(女性)		9%		11人
子宮		3%		33人
子宮頸部		1%		76人
子宮体部		2%		62人
卵巣		1%		87人
前立腺	9%		11人	
悪性リンパ腫	2%	2%	51人	68人
白血病	1%	0.7%	104人	151人

(国立がん研究センター　がん情報サービス「がん登録・統計」より
http://ganjoho.jp/reg_stat/statistics/stat/summary.html)

罹患リスク」の場合は、一生のうちにある病気に罹患する確率を表します。例えば、日本人のがんの生涯累積罹患リスクが50%であった場合、日本人が一生のうちにがんと診断される確率が50%であることを意味します(「日本人の2人に1人は一生のうちにがんと診断される」と表現されることもあります)。

「がん情報サービス」で掲載している累積罹患リスクの値は、年齢階級別の罹患率と死亡率をもとに、生命表の手法を用いて算出されています※。この手法では、0歳の人100人からなる集団を想定し、その集団を加齢させて、発生したがん罹患者と死亡者を減らしていき、最終的に0人になった時点で、それまでのがん罹患者の数を合計します。それが生涯累積罹患リスク（100人中何人が、がんに罹患したか）に相当します。

※正確な算出方法は文献をご参照ください（厚生の指標 52：21-26, 2005：Lifetime Data Anal. 4：169-186, 1998）。

② がんの原因について

このようにがんは「誰でも罹る」病気と言えます。では人はどうしてがんになるのでしょう？　一般に、がんの原因は**図1**のように**①生活習慣・環境要因、②加齢、③遺伝**の3つがあると考えられています。

一人ひとりのがんについては、この図の①～③の割合がさまざまに組み合わさります。「家族歴がある（がん家系）」ということと、「がんの遺伝がある」とは必ずしも一致しません。特定の生活習慣や、環境要因が家族に集積することでがんが多いのかもしれま

図1　どうして人はがんになるのか？

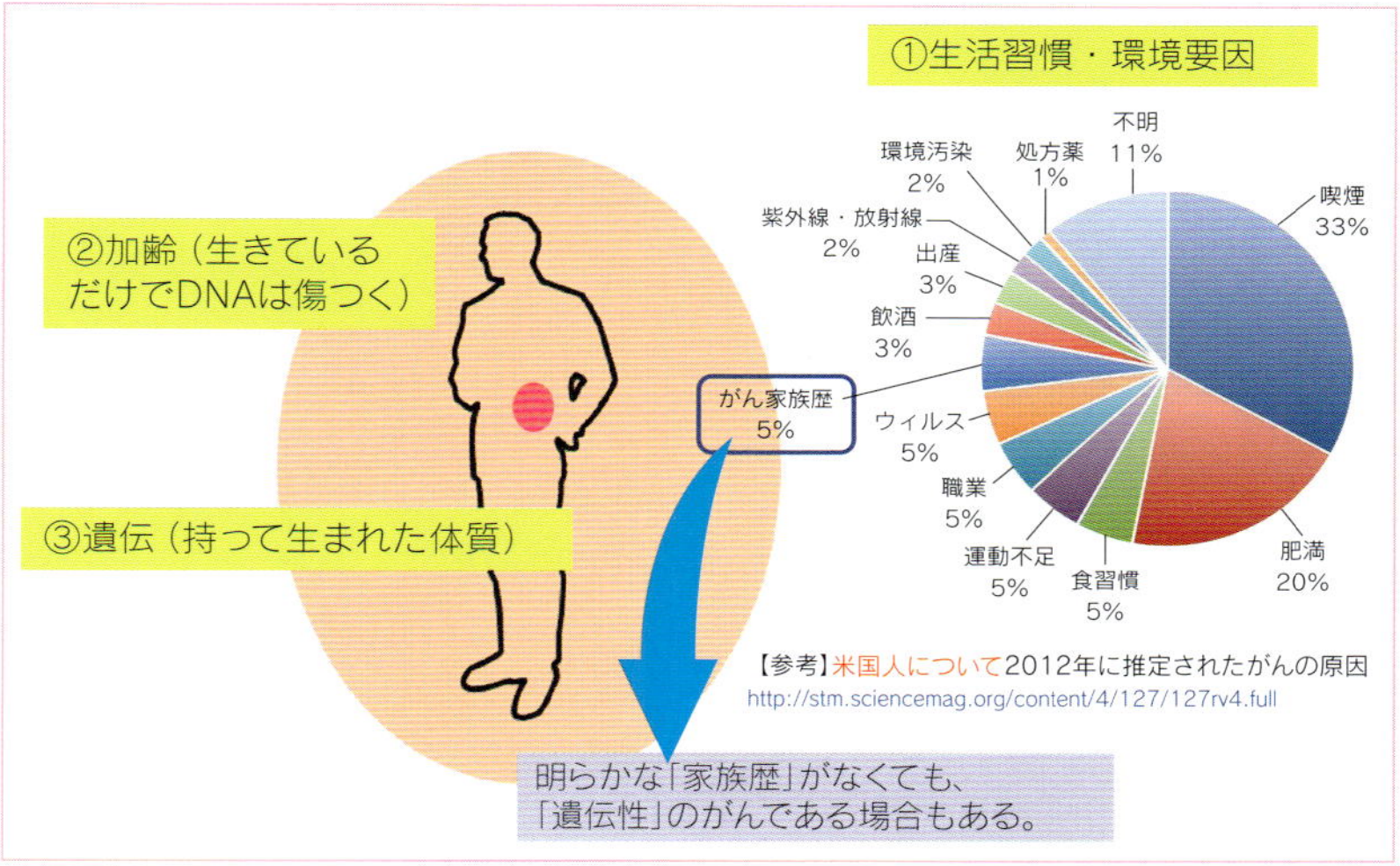

せん。また、日本人では胃がん家系の方《かた》をよく見かけますが、それも多くは遺伝性のものではなく、ピロリ菌感染という環境因子によることがほとんどです。一方、明らかに持って生まれたがんの体質（がんの遺伝）があっても、少子化や核家族化により、家族歴がはっきりしない場合もあります。その他に、今までの家族歴がなくても、家族の中のある一人にいわゆる「突然変異」が起きて、新たに遺伝が始まり、以降の子孫に伝わることもあります。

③ 人の遺伝子について

私たちの体は、精子と卵子が受精して出来た1個の受精卵から始まり、この卵が細

図２　遺伝子・ゲノムとは何か

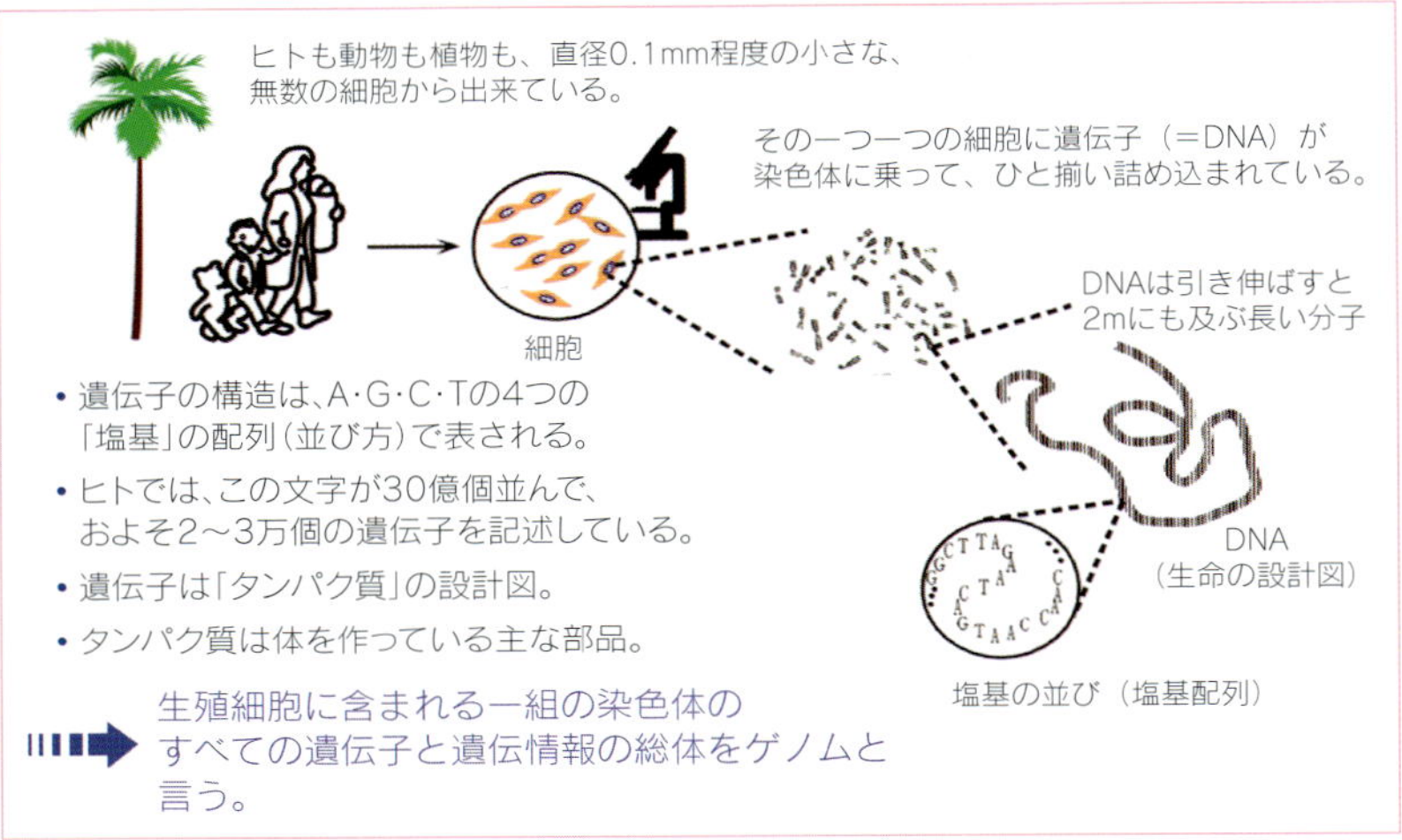

胞分裂によって増えることで全身の細胞が作られます。細胞が分裂し増殖する時には遺伝子（DNA）が複製されて、次の世代の細胞に伝えられる必要があります。図2をご覧ください。

ヒトの細胞の「核」には「染色体」が格納されていますが、この染色体を構成している重要な成分が「DNA」です。DNAはアデニン（A）、グアニン（G）、シトシン（C）、チミン（T）という4種類の「塩基」と呼ばれる分子がさまざまな順番でつながった糸のようなものです。1個の細胞の中には約30億対（≒60億個）の塩基がありますが、細胞が分裂して増える時にはこの60億個の塩基が複製されて2倍に増え、次の世代の細胞に半分ずつ伝えられます。1個の細胞の中には約2～3万種類の遺伝子が含まれています。このAGCTの並び（「配列」と言います）が、単語や文章のように本来きちんと決められた意味を持っていて、私たちの「遺伝子」の情報（遺伝情報）を構成しています。

前述のとおり、人には約2～3万種類の遺伝子があると言われていますが、遺伝子は基本的に、私たちの体を構成する部品であるタンパク質一つ一つの設計図となっています。

④遺伝について

次に、世代を超えて（例えば親から子へ）伝わる「遺伝」について、簡単に説明いたします。図3をご覧ください。

遺伝は、親が子に伝えるものの一つです。私たちは父親と母親から1セットずつ、遺伝子を受け継いでいます。例えば、父親の血液型が（AO）でA型、母親が（BO）でB型の場合、子が受け継ぐパターンは、AB、AO、BO、OOの4種類があります。もし、血液型のA型の遺伝子（A）を父親から、B型の遺伝子（B）を母親から受け継いだ場合、遺伝子の組み合わせはABとなり、血液型がAB型となります。

図３　遺伝：親が子に伝えるもの（の一つ）

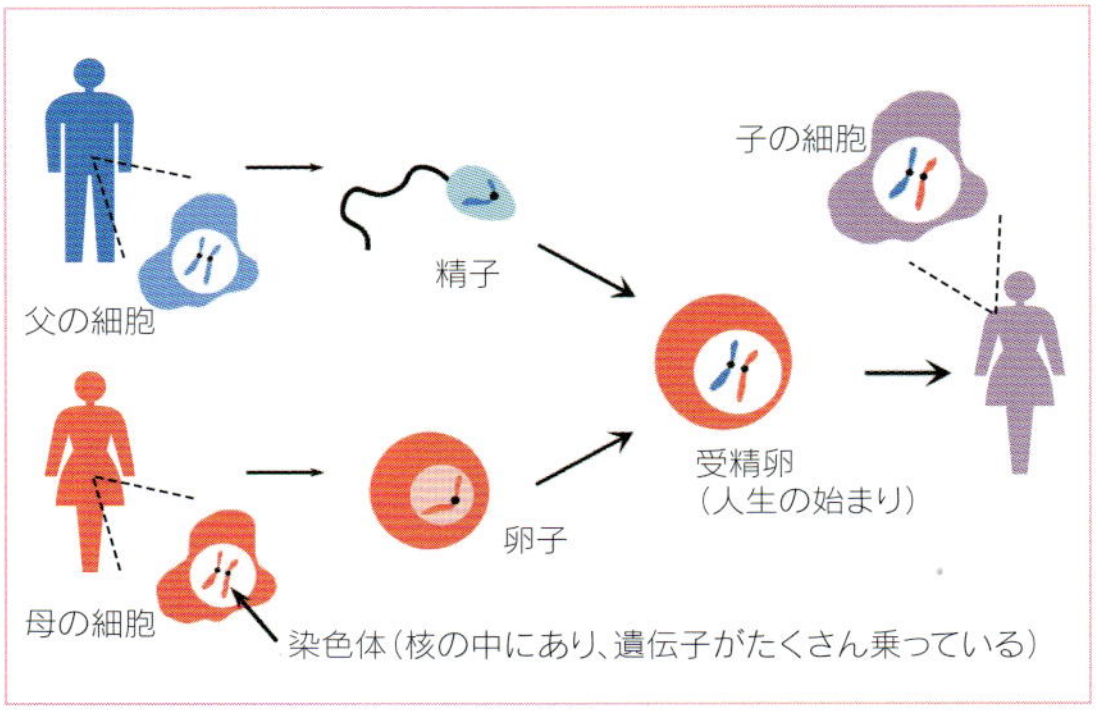

この遺伝子の情報は一人ひとり、少しずつ異なり、個人や民族の個性につながっています。そのような個性のほとんどは日常生活に支障をきたさない個性ですが、中には、病気として治療が必要な個性につながる遺伝情報を持つ人がいます。そのような場合、「遺伝子に病的変異がある」と言い、その結果起きる病気を「遺伝病」と言います。

（２章担当：中島　健）

3 遺伝性腫瘍（家族性腫瘍）について

図4は、「生活習慣」と「遺伝」が、一人ひとりのがんでどのように組み合わさっているかを単純なイメージにして示したものです。このうちFさんのがんは、遺伝（持って生まれた体質）の影響がとても強いことを表しています。このFさんのような方のがんを「遺伝性腫瘍」あるいは「家族性腫瘍」と呼びます。遺伝病の一種であり、全がんの約5％程度が遺伝性腫瘍だと言われています。

前述のように、遺伝性腫瘍は必ずしも家族歴を伴いません。少子化・核家族化が進み、家族歴が見えにくいということもありますが、そもそも親から受け継いだ遺伝としてではなく、遺伝子の「突然変異」により、新たに遺伝性疾患が始まる場合もあるからです。遺伝性腫瘍を疑う状況を表2に示しました。

遺伝性腫瘍には具体的にどのようなものがあるのでしょうか？　多くの遺伝性腫瘍が見つかっており、それぞれ特徴的ながんの発生の仕方をしますが、ここではがんが発生する部位ごとに主な遺伝性腫瘍をまとめました（表3）。この表はあくまでも例示で、実

図４　一人ひとりの「遺伝素因」と「生活習慣・環境素因」の関係のイメージ

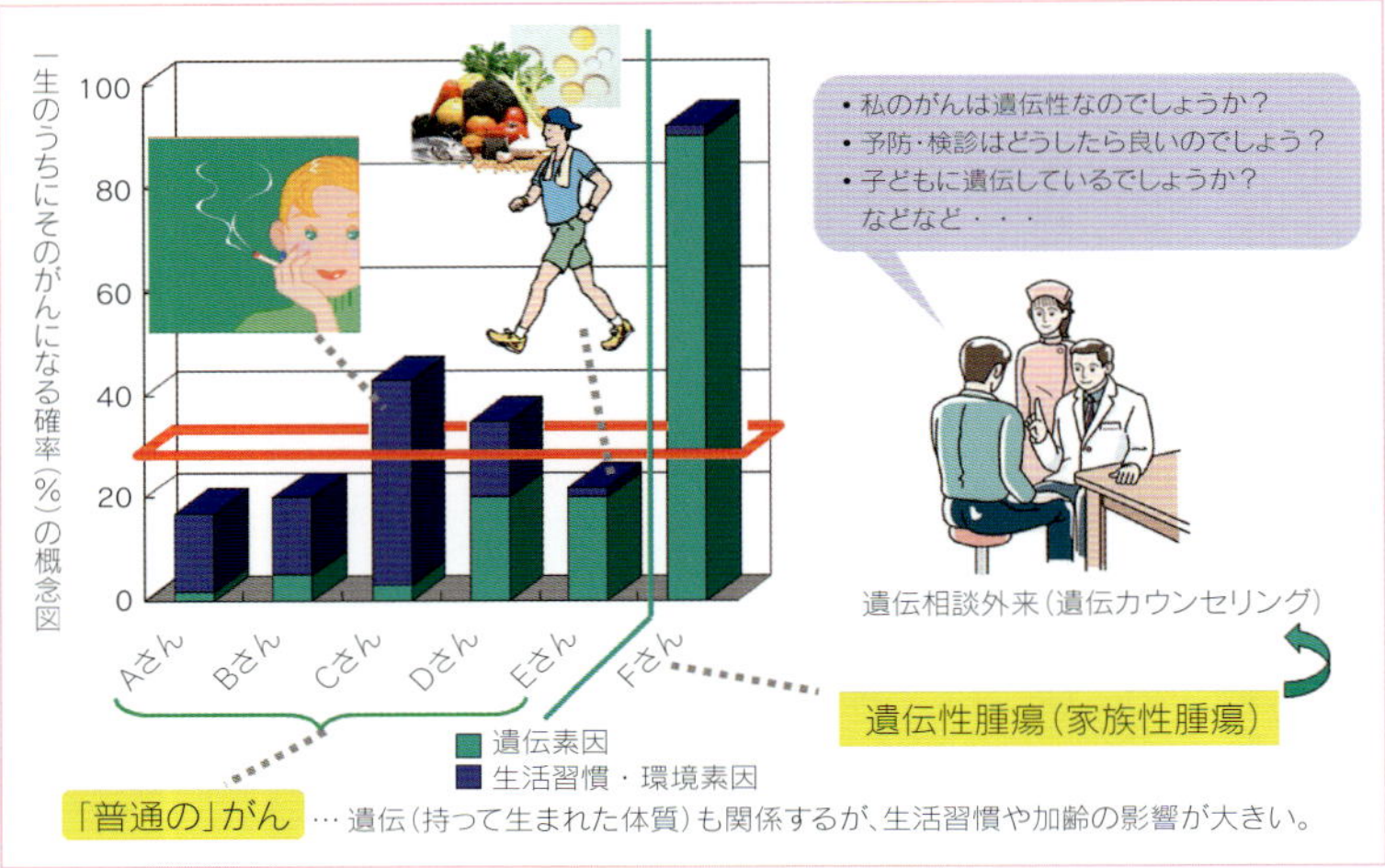

表２　遺伝性腫瘍の可能性を疑う特徴

①父方、または母方の血縁者のどちらかに集中して、同種類のがんが多発している、あるいは特定の遺伝性腫瘍症候群において併発する（例：乳がんと卵巣がん、大腸がんと子宮体がん等）がんが多発している。
- 目安としては、本人に加えて、「第一度近親者２名以上」あるいは「第一度近親者１名と第２度近親者２名以上」。

②家系内に稀少がんが多発している。

③若年発症のがんである。
- 50 歳未満の大腸がん、40 歳未満の乳がんなど。

④多重がん（多発がん・重複がん）が認められる。
- 両側性のがんなど、同一の臓器に発生する複数の同一組織型の原発がんを多発がん、複数の異なる臓器に発生する原発がんを重複がん、両者を併せて多重がんと呼ぶことがある。伝聞情報に基づく場合、転移先になりやすい臓器については、転移との区別に注意が必要。

⑤通常見られないがんの発症の仕方が認められる。
- 男性乳がんなど。

⑥遺伝性腫瘍症候群に合併することが知られている身体的特徴や、皮膚・骨・歯・網膜・甲状腺などの病変が存在する。

⑦染色体異常を疑わせる奇形やその他の先天性異常を伴っている。

⑧特殊な生活習慣・環境発がん要因（職業がんなど）が否定されている。

表3　主な遺伝性腫瘍の例

主な腫瘍	遺伝性腫瘍の病名	その他にできやすいがんの例
大腸がん	リンチ症候群（遺伝性非ポリポーシス大腸がん；HNPCC）	子宮体がん、卵巣がん、胃がん、小腸がん、卵巣がん、腎盂（じんう）・尿管がん
	家族性大腸ポリポーシス（家族性大腸腺腫症）	胃がん、十二指腸がん、デスモイド腫瘍
乳がん、卵巣がん	遺伝性乳がん・卵巣がん症候群	前立腺がん、膵臓がん
骨軟部肉腫	リー・フラウメニ症候群	乳がん、急性白血病、脳腫瘍、副腎皮質腫瘍
皮膚がん	遺伝性黒色腫	膵がん
泌尿器がん	ウィルムス腫瘍（腎芽腫）	特になし
	遺伝性乳頭状腎細胞がん	特になし
脳腫瘍	フォン・ヒッペル-リンドウ症候群	網膜血管腫、小脳・延髄・脊髄の血管芽細胞腫、腎・膵・肝・副腎等ののう胞・腫瘍
眼のがん	網膜芽細胞腫（もうまくがさいぼうしゅ）	骨肉腫、肉腫
内分泌系（ホルモンを作る臓器）の腫瘍	多発性内分泌腫瘍症（MEN）1型	下垂体・膵ランゲルハンス島・副甲状腺腫瘍または過形成
	多発性内分泌腫瘍症（MEN）2型	甲状腺髄様がん、副甲状腺機能亢進症、褐色細胞腫

（国立がん研究センター　がん情報サービスより）

際に一人ひとりの患者さんが必ずこのような発がんパターンを示すわけではありませんし、すべての遺伝性腫瘍を網羅しているわけではありません。また、人類にまだ知られていない遺伝性腫瘍もあると思われます。遺伝性腫瘍についても、その原因となる遺伝子およびその変異についても、まだわかっていないことがたくさんあるのです。

（3章担当：中島　健）

4 遺伝性腫瘍の遺伝形式

このような仕組みで発生する遺伝性腫瘍は、家系の中でどのように遺伝するのでしょうか？ **図5**では、細胞あたりのがん抑制遺伝子の変異の数を色で示しています。左側の「普通のがん」の場合、がん細胞では2つのがん抑制遺伝子とも変異を起こしています（赤）が、それ以外の体の細胞に、がん抑制遺伝子の変異はありません（白）。それに対して、右の遺伝性腫瘍の家系では、一番上のおばあさん（Aさん）の体の全身の細胞に含まれている、2個のがん抑制遺伝子の片方（1個）に、変異があります（黄色）。Aさんはがんを発症していますが、そのがんの細胞では、左側の普通のがんの場合と同じく、がん抑制遺伝子は2個とも変異を起こしています（赤）。AさんとBさんは、自分が持っている変異のあるがん抑制遺伝子と、変異のないがん抑制遺伝子のどちらかを次の世代に受け渡しますから、1／2の確率で子どもたちに遺伝します。これを「**常染色体優性遺伝**」と言います。遺伝性腫瘍のほとんどは、この遺伝形式を示します。

変異があるがん抑制遺伝子を受け継いだか、あるいは変異がない、正常なほうを受け

図５　普通のがんと遺伝性腫瘍における遺伝の関与の違い

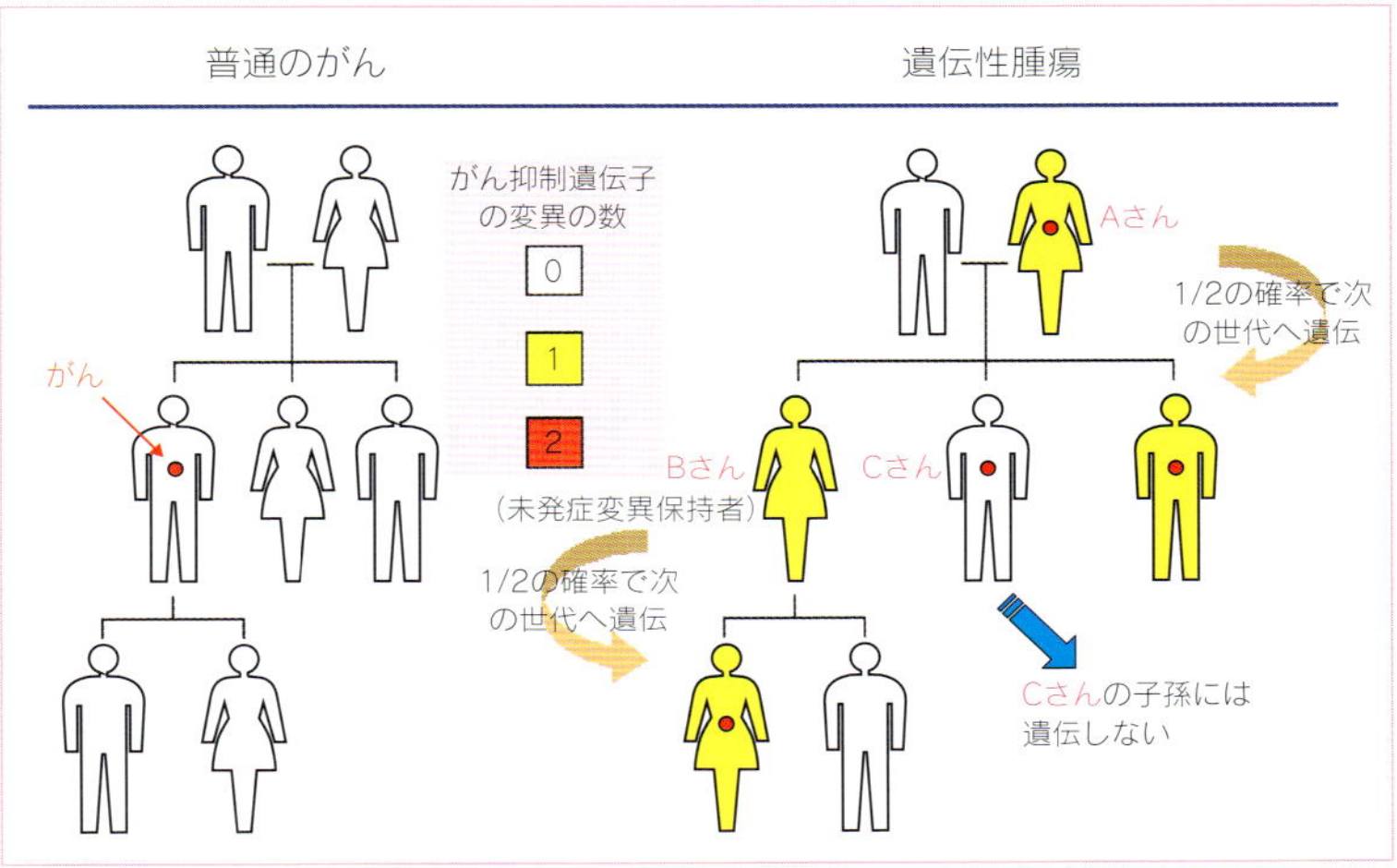

継いだかは、外から見てもわかりません。図で、Bさんは、Aさんから変異のあるほうのがん抑制遺伝子を受け継いでいますが、まだ、がんはできていません。このような状態を、**未発症変異保持者**と言います。

なお、大腸がんや胃がんなど、一般の人にもよく起きるがんの場合には、図のCさんのように、遺伝性腫瘍の遺伝を受け継いでいないのに、Aさんと同じく、がんができることもあります。したがって、がんの有り・無しだけでは、家系の中で、がんの遺伝を受け継いでいるかどうかは区別がつかない場合があります。

（4章担当：中島　健）

5 遺伝性大腸がん（リンチ症候群）について

①リンチ症候群の特徴

大腸がんや子宮体がんなど多種類のがんが家族に多発する場合があることが以前から知られていました。現在ではこのような病気は、**リンチ症候群**と呼ばれています。以前は**遺伝性非ポリポーシス大腸がん**（Hereditary Non-polyposis Colorectal Cancer：HNPCC）と呼んでいた時期もありました。リンチ症候群の患者さんの家族歴を調べると、

- **家系内に大腸がんや子宮体がん、卵巣がん、胃がんなど多種類の臓器のがんに罹った人が多い**
- **50歳以下など、若い年齢でがんに罹る**
- **二度も三度もまた新しくがんに罹る**

などの特徴があります。リンチ症候群は遺伝性疾患であり、常染色体優性遺伝という形式で遺伝します。これは両親のどちらかがリンチ症候群である場合、その原因となる遺伝子の異常が性別に関わりなく50％の確率で子どもに引き継がれるということです。

リンチ症候群では比較的若い年齢でがんが発生し、手術によってがんを治療した後も残った大腸や子宮、卵巣、胃など他の臓器に別のがんができやすく、同じ遺伝子の異常を受け継いだ血縁者にもがんが発生する危険があります。あなたがリンチ症候群の遺伝子検査を受けられて異常が見つかった場合、大腸がん、胃がん、子宮体がん、卵巣がんなどの検診を定期的に行うことが早期発見に役立つと考えられます。また、きょうだいや子どもさんなど、ご家族に同じ遺伝子の異常が見つかった場合には、がんを早期発見するために定期的に検査を受けることをお勧めします。

②リンチ症候群の原因について

正常の細胞にはＤＮＡを複製した時に生じた間違い（突然変異）を見つけて、修復する働きがあります。このような働きをしている遺伝子の一部として***MSH2***、***MLH1***、***MSH6***、***PMS2***などの遺伝子（**ミスマッチ修復遺伝子**）が知られています。１９９０年代に、遺伝子の研究が進んだ結果、リンチ症候群の原因はミスマッチ修復遺伝子の変異であることがわかってきました。これらの遺伝子は大腸菌から人間まで多くの生物に共通して存在し、細胞の分裂や増殖が起きる時に必要なＤＮＡの複製を正確に行うために必要な蛋白質を作っています。リンチ症候群の患者さんではこれらの原因遺伝子のどれかに生まれつきの異常があり、ＤＮＡをコピー（複製）する際に起きた突然変異を修復する働きが低下しているために、細胞分裂のたびに遺伝子の突然変異が蓄積し、最終的に〝がん〟に罹りやすくなるものと考えられています。

③どんな時にリンチ症候群を疑うの？（拾い上げ基準とは）

現在の日本の医療に関しては、さまざまな学会等が主導となって、その分野の専門家が集い、さまざまな海外や日本のデータを評価して、どのように検査するか、診断するか、治療するか、するべきかがガイドラインの形式で提示されています。

それらの大腸がんに関するガイドラインは大腸癌研究会という組織から出版されており、遺伝性大腸がんに関しては、２０１２年に初めて『遺伝性大腸癌診療ガイドライン』が出版されました。家族性大腸腺腫症とリンチ症候群を中心とした内容となっており、２０１６年に改訂されています。リンチ症候群の診断の流れについて、ガイドラインを参考に作成したものを図6に示します。

まず家族歴、関連するがんの有無、発症年齢、病理組織像などが聴取され、一次スク

図6　リンチ症候群の診断の流れ

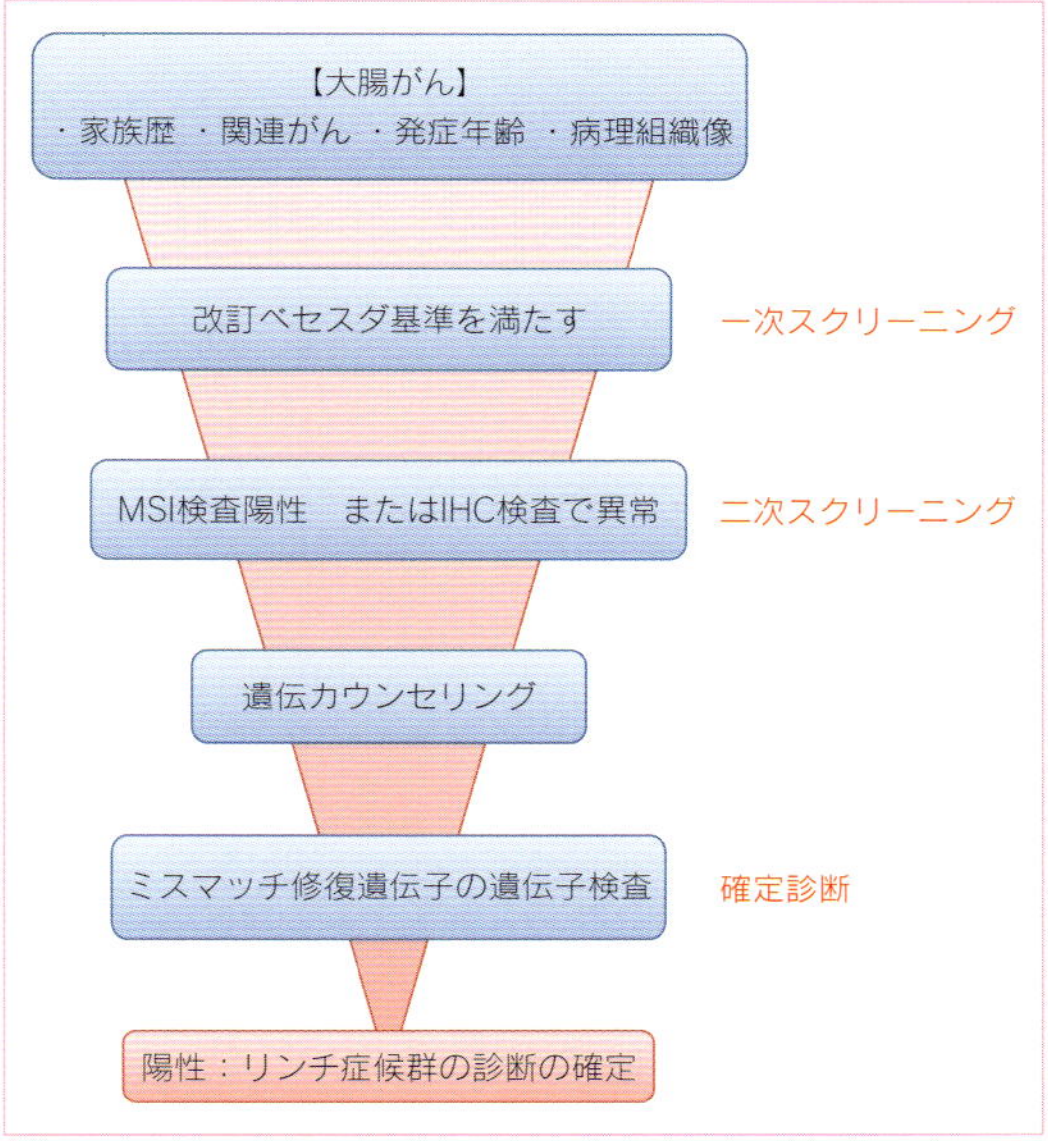

（大腸癌研究会編，金原出版発行『遺伝性大腸癌診療ガイドライン 2016年版』，p.43，図19を参考に作成）

リーニングが行われます。多くは、改訂ベセスダ基準を満たすかどうかが判定されます。改訂ベセスダ基準（**表4**）を満たす場合には、二次スクリーニングとしてマイクロサテライト不安定性（ＭＳＩ）検査または免疫組織学的検査（ＩＨＣ検査）を行います(後述)。陽性の場合には確定診断である遺伝子検査を施行して、最終的な判定を行う、とされています。

　改訂ベセスダ基準は5つの項目がありますが、ご自身が大腸がんの方で、そのうえどれか1

表４　改訂ベセスダ基準（ベセスダガイドラインに記載されている基準）

以下の項目のいずれかを満たす大腸がん患者には、腫瘍の MSI 検査が推奨される。

１．50 歳未満で診断された大腸がん。
２．年齢に関わりなく、同時性あるいは異時性大腸がんあるいはその他のリンチ症候群関連腫瘍*がある。
３．60 歳未満で診断された MSI-H の組織学的所見**を有する大腸がん。
４．第１度近親者が１人以上リンチ症候群関連腫瘍に罹患しており、そのうち一つは 50 歳未満で診断された大腸がん。
５．年齢に関わりなく、第１度あるいは第２度近親者に２人以上がリンチ症候群関連腫瘍と診断されている患者の大腸がん。

*：大腸がん、子宮内膜がん、胃がん、卵巣がん、膵がん、胆道がん、小腸がん、腎盂・尿管がん、脳腫瘍（通常はターコット症候群にみられる glioblastoma）、ムア・トレ症候群の皮脂腺腫や角化棘細胞腫

**：腫瘍内リンパ球浸潤、クローン様リンパ球反応、粘液がん・印環細胞がん様分化、髄様増殖

（大腸癌研究会編，金原出版発行『遺伝性大腸癌診療ガイドライン 2016 年版』，p.45，表８を改変）

つでも満たす方がＭＳＩ検査の対象となります。例えば、１つ目の、「50歳未満で診断された大腸がん」を満たした場合にはＭＳＩ検査をするべきです、ということになります。また5番目の項目、「祖父母、両親、おじ、おば、きょうだい、子どものうち２人以上に大腸がんか関連がんを認めた場合」にはＭＳＩ検査の対象となります。この本をお読みになった方で、例えば「私は45歳で大腸がんになった」方がいましたらＭＳＩ検査の適応ですので、主治医の先生に相談してみてください。もしおかかりの病院で検査ができない場合には、他の病院に相談できるかお尋ねください。

表5　改訂アムステルダム基準（アムステルダム基準Ⅱ）

少なくとも３人の血縁者がHNPCC（リンチ症候群）関連腫瘍（大腸がん、子宮内膜がん、腎盂・尿管がん、小腸がん）に罹患しており、以下のすべてを満たしている。

1．１人の罹患者はその他の２人に対して第１度近親者である。
2．少なくとも連続する２世代で罹患している。
3．少なくとも１人のがんは50歳未満で診断されている。
4．腫瘍は病理学的にがんであることが確認されている。
5．FAP（家族性大腸ポリポーシス）が除外されている。

（大腸癌研究会編，金原出版発行『遺伝性大腸癌診療ガイドライン 2016年版』，p.45，表7を改変）

メモ　改訂アムステルダム基準（アムステルダム基準Ⅱ）について

ベセスダ基準より厳しい拾い上げ基準について紹介します。改訂アムステルダム基準（アムステルダム基準Ⅱ）です（表5）。これは以前にリンチ症候群の拾い上げ基準として設定されたものです。これを満たす方は、リンチ症候群と診断される確率がさらに高まります。ですが、逆にすでにリンチ症候群と診断されている方やご家族でもこの基準を満たさない方はいらっしゃいます。つまり「この基準に当てはまらないから私はリンチ症候群ではない」とは言えません。

よく診断基準として紹介されていますが、あくまでも拾い上げ基準の一つですので、誤解なさらないようにお願いいたします。以前はこの基準を満たせば、ＭＳＩ検査などをせずに遺伝子検査を直接行うこともありました。つまり、リンチ症候群を強く疑う一つの目安と考えてよいかと思います。

（5章担当：中島　健）

6 リンチ症候群の拾い上げ検査について

リンチ症候群の拾い上げ検査として現在は2つの検査があります。「マイクロサテライト不安定性（Microsatellite Instability：ＭＳＩ）検査」と「ミスマッチ修復蛋白質に対する免疫組織学的検査（ＩＨＣ検査）」です。ここではそれぞれについて説明いたします（図7）。

① マイクロサテライト不安定性（MSI）検査について（二次スクリーニング）

リンチ症候群の患者さんのがん細胞から取り出した遺伝子を調べると、マイクロサテライトと呼ばれるＤＮＡの繰り返し構造の長さが正常の細胞に比べて短くなったり、逆に長くなったりする変化が見つかります。このようなＤＮＡの異常は**マイクロサテライト不安定性（ＭＳＩ）**と呼ばれ、通常の大腸がんや子宮内膜がんの1割から2割の症例で認められますが、リンチ症候群の患者さんのがん細胞を調べると8割から9割と非常に高い頻度で起きていることが報告されています（図8）。

図７　リンチ症候群の二次スクリーニングと確定診断までの流れ

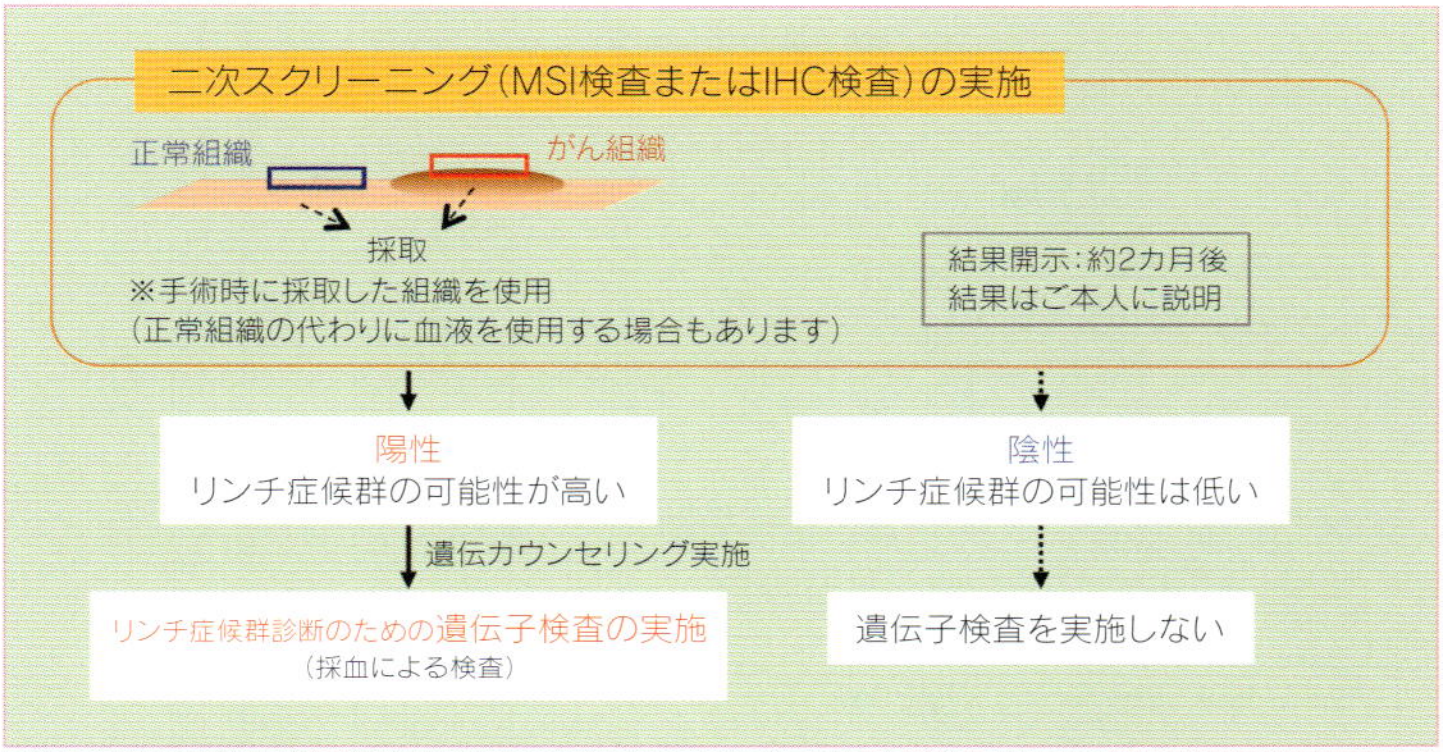
二次スクリーニング（MSI検査またはIHC検査）の実施
正常組織
がん組織
採取
※手術時に採取した組織を使用
（正常組織の代わりに血液を使用する場合もあります）
結果開示：約2カ月後
結果はご本人に説明
陽性
リンチ症候群の可能性が高い
遺伝カウンセリング実施
リンチ症候群診断のための遺伝子検査の実施
（採血による検査）
陰性
リンチ症候群の可能性は低い
遺伝子検査を実施しない

（日本家族性腫瘍学会：マイクロサテライト不安定性（MSI）検査の説明同意文書より改変）

マイクロサテライトはＤＮＡを複製（コピー）するときに一番間違いが起きやすい場所と考えられていますが、マイクロサテライト不安定性（ＭＳＩ）検査はあなたのがんがリンチ症候群に関係したものかどうか、その可能性を知るために行う補助的な検査です。手術や内視鏡検査などの際に切除したがん組織とその周囲の正常組織の一部（または採血した血液など）を使い、ＭＳＩを調べます。この検査のために新しく手術が必要になることはありません。手術あるいは内視鏡などで切除したがん組織および正常組織を使用して解析します。

ＭＳＩ検査は平成18年から悪性腫瘍遺伝子検査として保険で承認され、一般の臨床検査として実施できるようになりました。検査の費用は2,100点（21,000円）ですが、3割負担の場合、自己負担額

図8　マイクロサテライト不安定性について

私たちの体では、たくさんの遺伝情報が働いて体を作ったり体の機能を整えたりしています。この遺伝情報はA・G・C・Tという4つの塩基をもったDNAで作られています。しかし、ときどき、この4つの暗号に変化や誤りが起こることがあります。このとき活躍するのがDNAを修復する機能です。

リンチ症候群の原因は、このDNAの誤りを修復する機能の低下です。修復する働きが低下すると、DNAの中で同じ塩基が繰り返されている部分（マイクロサテライト）に起こった誤りが元どおりに修復されず、繰り返し部分が短くなったり、逆に長くなったりします。これをマイクロサテライト不安定性と呼びます。

リンチ症候群では修復機能の低下により、多くのがん細胞にマイクロサテライト不安定性がみられます。よってこのマイクロサテライト不安定性を調べ、修復機能の状態を予測することがリンチ症候群を判定する一つの重要な要素になります。

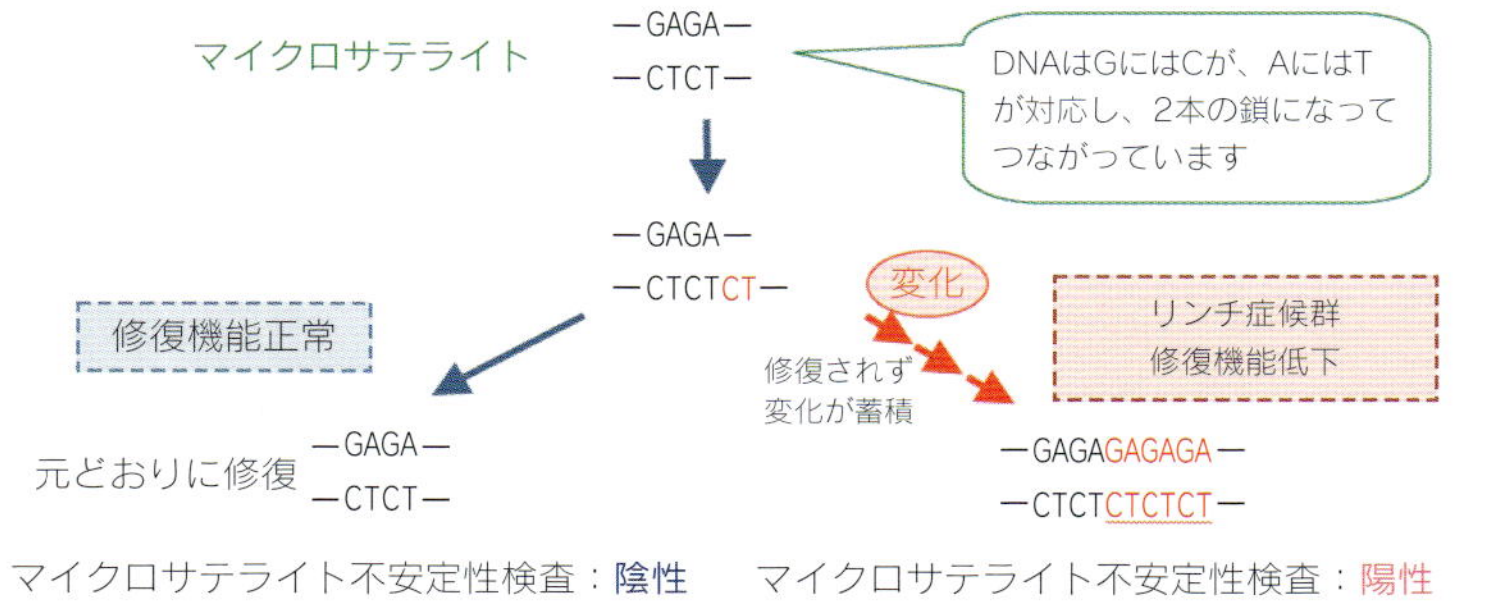

（日本家族性腫瘍学会：マイクロサテライト不安定性（MSI）検査の説明同意文書より）

は6,300円となります（平成28年度診療報酬改定時点）。

検査結果が陽性（MSI-High：MSI-H）であった場合

マイクロサテライト不安定性が認められた場合に、リンチ症候群と診断される可能性は20～50％程度と考えられます。リンチ症候群を確定するためにはリンチ症候群の原因となる遺伝子の遺伝子検査（確定診断）を行う必要があります。説明を聞いたうえで遺伝子検査（後述）を受けるかどうかを決めてください。

検査結果が陰性（MSI-Low：MSI-L／MS Stable：MSS）であった場合

マイクロサテライト不安定性が認められない場合には、リンチ症候群の可能性は低くなります（10％程度以下）。しかし、マイクロサテライト不安定性を示さないリンチ症候群も報告されており、またその他の原因で生じる遺伝性大腸がんが疑われることもあります。今後も担当医師とご相談のうえ、十分に健康管理を行ってください。また、ご家族も健康管理のために一般的ながん検診を受けられることをお勧めします。

②ミスマッチ修復蛋白質の免疫組織学的検査について（二次スクリーニング）

ＭＳＩ検査の他にもう一つ検査として、「ミスマッチ修復蛋白質に対する免疫組織学的検査（ＩＨＣ検査）」というものがあります。ＭＳＩ検査は平成18年に保険承認された悪性腫瘍遺伝子検査として実施が認められていますが、近年、ミスマッチ修復蛋白質に対する抗体を用いた免疫組織染色という方法により腫瘍組織におけるミスマッチ修復遺伝子の発現異常を判別する研究用検査試薬が利用可能となってきております。欧米ではＭＳＩ検査と並んで、リンチ症候群の検査として一般的なものですが、日本ではごく一

図９　ミスマッチ修復蛋白質の免疫染色について

◆ミスマッチ修復蛋白質の免疫染色は、リンチ症候群の診断に有用な検査の一つです。リンチ症候群の確定診断はできませんが、比較的簡便な検査のため、リンチ症候群の可能性を確認する目的で、遺伝子検査の前段階の検査として用いられます。

◆リンチ症候群の原因遺伝子として、DNA 複製時に起きるエラーの発見・修復に関わる遺伝子（ミスマッチ修復遺伝子）である、*MLH1*、*MSH2*、*MSH6*、*PMS2* の４つが知られています。

◆この検査は、リンチ症候群の原因となる、これら４つの遺伝子が作る蛋白質（ミスマッチ修復蛋白質）の存在をがん組織で確認するものです。リンチ症候群に伴うほとんどの腫瘍でこれらの蛋白質の１つ以上の消失が認められ、この検査でリンチ症候群に伴う大腸がんの大半を同定することができます。

◆ただし、リンチ症候群以外の大腸がんでも 10％程度でミスマッチ修復蛋白質の消失がみられます。このため、この検査で陽性と判定されても、直ちにリンチ症候群と診断されるわけではありません。最終的な診断には遺伝子検査が必要になります。

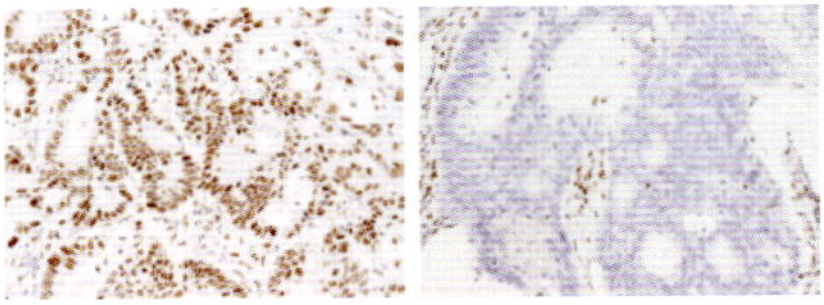

染色例：MSH2 蛋白質（茶色）は左の大腸がんでは保たれていますが、右の大腸がんでは消失しています。

部の施設で「研究」として実施されていて、広く普及した方法ではありません。免疫組織染色法はリンチ症候群の原因となる４種類のミスマッチ修復遺伝子の種類を特定可能という利点を有し、遺伝性疾患であるリンチ症候群の診断に役立つ検査として意義が認められています。

免疫染色は４種類のミスマッチ修復蛋白質ががん細胞で作られているかどうかを調べる検査で、その結果はリンチ症候群の原因となる遺伝子検査の必要性を判断するのに役立ちます（図９）。本検査は手術や内視鏡治療で切除し、病理診断に用いた後に保存されているがん組織を使用して行います。この検査のために改めて組織を採取したり、採血する必要はありません。

陽性の場合

免疫染色でミスマッチ修復蛋白質が染色されない場合、陽性と判定します。前述の改訂ベセスダ基準に当てはまる場合、リンチ症候群の可能性は約30％程度と考えられます。最終的なリンチ症候群の診断には、さらに遺伝子検査が必要となります。

免疫染色の結果が陽性の場合には、まず遺伝カウンセリング外来の受診をお勧めしています。遺伝カウンセリングではリンチ症候群や遺伝子検査についてさらに詳しい情報を提供し、今後どのように検査や検診を行っていくか、あるいはご家族のリスクを推測し、どのような予防が可能かなどについて、相談をさせていただきます。

陰性の場合

免疫染色でミスマッチ修復蛋白質が正常に染色される場合、陰性と判定します。この場合には、リンチ症候群の可能性は低いと判断されます。一方、リンチ症候群以外の遺伝性大腸がんも存在することが知られています。血縁者にがんが多いなど、その他の遺伝性腫瘍が疑われる場合には、遺伝カウンセリング外来の受診をお勧めすることもあります。

（6章担当：中島　健）

7 リンチ症候群の確定診断（遺伝子検査）について

前のページで説明してきましたが、リンチ症候群の診断は、以前は家族歴を調査し、家族に大腸がんや子宮内膜がんなどに罹った方が何人いるかを調べることで行われてきました。欧米の報告ではリンチ症候群は全大腸がんの約1～6％程度と推定されていま す。しかし、日本人のリンチ症候群の正確な頻度は未だ詳しくわかっていません。リンチ症候群の原因遺伝子の一部が明らかにされたために、現在では遺伝子検査で診断ができるようになりました。これまでの欧米の研究では遺伝子検査で異常が見つかった症例のうち、***MSH2***が約6割、***MLH1***が約3割を占め、残りの1割では***MSH6***などの他の遺伝子の異常が原因と考えられています。したがって、通常は、リンチ症候群の遺伝子検査では最初に原因遺伝子である***MSH2***と***MLH1***を調べます。私たち遺伝性大腸がんの専門家は、家系内あるいは個人でがんが多発した方、若年で発症された方、あるいは手術や内視鏡検査などで得られたがんの組織の検査で「ＭＳＩ検査」や「ＩＨＣ検査」にて異常が認められた方について、リンチ症候群の遺伝子検査を行い、異常が認められた場合に適切ながんの予防と治療を行えるようにしたいと考えています。

① 遺伝子検査の実際の方法

遺伝子検査は残念ながら日本では国民健康保険で行うことが認められていないので、自費検査として実施するか、研究機関で研究として実施されています。自費検査の場合、日本ではいくつかの検査会社へ検査を依頼することになります。

国立がん研究センター中央病院では２０１７年現在は研究として行っています。当院ではリンチ症候群の遺伝子検査には患者さんから**血液約20 ml**を採血して使用します。検査会社でも研究機関で実施される場合でも、調べたい方から採血を行い、その血液からＤＮＡとＲＮＡを取り出し、リンチ症候群の原因遺伝子である***MSH2***と***MLH1*****など**の異常を調べます。この検査はリンチ症候群の原因となる遺伝子に生まれつきの病気の原因となる変化（変異と呼びます）が起きているかどうかを調べる検査です。

② 遺伝子検査で予測される結果

✔ 遺伝子検査にて、リンチ症候群の原因となるような変化（変異）が見つかった場合

この場合にはリンチ症候群の診断が確定します。その場合、あなたは今後もいろいろな臓器でがんができやすい〝体質〟だということがわかったことになります。リンチ症候群の患者さんでは、最初にできた大腸がんが完全に治った後も、残った大腸や他の臓器に別のがんができることがあります。しかし、大腸がん、胃がん、子宮体がんなどのがんは早い時期に発見すれば、手術によって完全に治すことのできる可能性が高くなります。遺伝子検査でリンチ症候群の原因遺伝子に〝病気と関係ある変化〟＝変異が認められた場合には、リンチ症候群の診断は確実なものとなりますので、これらのがんの検診を定期的に行い、早期にがんを発見し、適切な治療を行うことが重要と考えられています。またこれは遺伝するものなので、またご家族でリンチ症候群の原因となる遺伝子を受け継いでいる方は、将来、がんを発症する可能性があります。

また、あなたの遺伝子検査の結果は、あなたのごきょうだいやお子さんが同じ遺伝子の変異を持っているかどうかを知り、将来がんに罹るリスクを予測するために役立ちます。特に第一度近親者である、①両親、②きょうだい、③お子さん、はあなたと同じ遺

伝子を受け継いでいる可能性は50%と考えられます。ですので、その情報をご家族にお伝えし、あなたが受けた遺伝子検査を受けるかどうか遺伝カウンセリングの担当者とご相談ください。

遺伝子検査を受けることにより、あなたが同じ遺伝子を受け継いでいるかどうかを100%正確に診断することが可能です。もし遺伝子検査で変異が認められなければ、あなたが一生の間にがんに罹る可能性は一般の方と同様ですが、遺伝子検査で変異が認められた場合には、将来がんに罹る可能性が一般の方と比べてかなり高いものと考えられます。たとえ遺伝子に変異が認められたとしても、全員ががんに罹るわけではなく、中には一生発病しない場合もあると考えられていますが、どのような方ががんに罹りやすいのか、詳しい理由は未だよくわかっていません。がんを早期に発見するために大腸がんや子宮内膜がん、卵巣がん、胃がん等の検査を定期的に受けることをお勧めします。

米国のガイドラインでは遺伝子変異があった種類ごとに、一生のうちにどのくらいがんができやすいのか臓器ごとに示したデータが掲載されています。普通の方と比べてどのくらい危ないのか比較できます。日本人におけるこのようなデータはありませんが、大変参考になる資料です（表6）。

表6　一般集団と比較したリンチ症候群患者における70歳までの発がんリスク

がん	一般集団リスク	MLH1またはMSH2		MSH6		PMS2	
		リスク	平均発症年齢	リスク	平均発症年齢	リスク	平均発症年齢
大腸	5.5%	52～82%	44～61歳	10～22%	54歳	15～20%	61～66歳
子宮内膜	2.7%	25～60%	48～62歳	16～26%	55歳	15%	49歳
胃	＜1%	6～13%	56歳	≦3%	63歳	＋	70～78歳
卵巣	1.6%	4～24%	42.5歳	1～11%	46歳	＋	42歳
胆道	＜1%	1～4%	50～57歳	報告なし	報告なし	＋	報告なし
尿路	＜1%	1～7%	54～60歳	＜1%	65歳	＋	報告なし
小腸	＜1%	3～6%	47～49歳	報告なし	54歳	＋	59歳
脳/中枢神経系	＜1%	1～3%	約50歳	報告なし	報告なし	＋	45歳
脂腺腫瘍	＜1%	1～9%	報告なし	報告なし	報告なし	報告なし	報告なし
膵臓	＜1%	1～6%	報告なし	報告なし	報告なし	報告なし	報告なし

＋腎盂、胃、卵巣、小腸、尿管および脳を併せた70歳までのリスクは6%である（Senter L, et al. Gastroenterology 2008；135：419-428）。

（NCCN Guidelines® 大腸癌における遺伝学的/家族性リスク評価、2016年、リンチ症候群より）

遺伝子検査の結果、異常が見つからなかった場合

遺伝子検査は未だ不完全な技術であり、私たちのこれまでの経験では**臨床的に明らかにリンチ症候群と診断される場合でも、*MSH2*や*MLH1*遺伝子の検査で変異が見つかる方は約50～60%に過ぎません。**検査で変異が見つからなかった方の約半数は、リンチ症候群が疑われるけれど診断がつかないケースと考えられます。この理由として、*MSH2*や*MLH1*遺伝子に異常があるにも関わらず、技術的な理由から遺伝子検査で異常が見つけられなかった場合、あるいは*MSH2*や*MLH1*遺伝子以外の他の遺伝子の異常が原因である場合などが考えられ

ます。遺伝子検査の結果の判定はこのような可能性を慎重に検討したうえで行われますので、時として判定が不可能な場合があることをご理解ください。

特にアムステルダム基準Ⅱを満たすような家族歴のある方は、要注意です。今後、新しく別の場所にがんができる可能性は高いものと考えて、健康に気を付けましょう。

（7章担当：中島　健）

8 遺伝カウンセリングについて

① 遺伝カウンセリングって何ですか？

ご家族の中にがんを発症した方が複数名いる場合、若い年齢でがんに罹って心配な場合など、遺伝について知りたい、相談したいと思われた時には遺伝カウンセリングを受けてみてはいかがでしょうか。遺伝カウンセリングとはそのような相談ができるように病院内に設けられた場です。「遺伝子診療部」「遺伝相談外来」「家族性腫瘍相談室」「遺伝カウンセリング外来」などの名称で開設されているところが多いです。

ご自身ががんと診断され治療を進めていくなかで医師から遺伝の可能性について話があり、「突然のことで頭が真っ白になった」という場合にもお役に立てるかもしれません。心身ともにつらい状況に加えて「遺伝」という家族を含む問題が生じた際には、お一人で解決しようとせずに遺伝カウンセリングを活用してください。遺伝カウンセリングでは、遺伝カウンセラーと一緒に状況を整理し、適切な情報を得ていただきながら前に進むことを継続的にサポートします。

また遺伝カウンセリングでは臨床遺伝専門医、認定遺伝カウンセラーなどの専門スタッフがゆっくり時間をとって対応します。ご家族の状況をうかがいながら、遺伝的な要因がどの程度関わっているかを考えていきます。ご自分の意思で最善の選択をするための支援が遺伝カウンセリングなのです。

②遺伝カウンセリングを受けるには

まずは遺伝カウンセリングを実施している施設にお問い合わせください。ご自身のかかっている病院で行っていない場合には、主治医に相談したりインターネットで検索することもできます（50ページの「⑦どこで受けられるの？」をご参照ください）。

一方でご本人の既往歴や家族歴によっては、主治医から遺伝カウンセリングを受けるよう提案される場合もあります。

③遺伝カウンセラー（臨床遺伝専門医と認定遺伝カウンセラーについて）は何をしてくれるの？

臨床遺伝専門医は遺伝に関する病気とそれに伴う問題を専門に扱います。認定遺伝カウンセラーは臨床遺伝専門医と連携し、遺伝に関する問題に悩むクライエントが自律的な意思決定をできるようサポートしています。

実際の遺伝カウンセリングでは、お話を伺いながら患者さんとそのご家族の状況を一緒に整理していきます。例えば、リンチ症候群の診断にはご家族がこれまでにどのようながんに罹ったか（家族歴）が大きな手がかりとなります。伺った情報をもとにその方の状況に合わせて必要な情報を提供し、必要に応じて複数回の遺伝カウンセリングを行いながら今後のことを一緒に考えていきます。家族歴やその他の状況からリンチ症候群の可能性は低いと思われる場合や、他の遺伝性腫瘍が考えられる場合もありますので、そのようにご説明することもあります。

リンチ症候群と確定している方には、定期的な検診スケジュールについて相談に乗ったり、ご家族への情報提供や診断のタイミングについてもお手伝いしています。

２０１７年４月１日現在、全国に１３０１名の臨床遺伝専

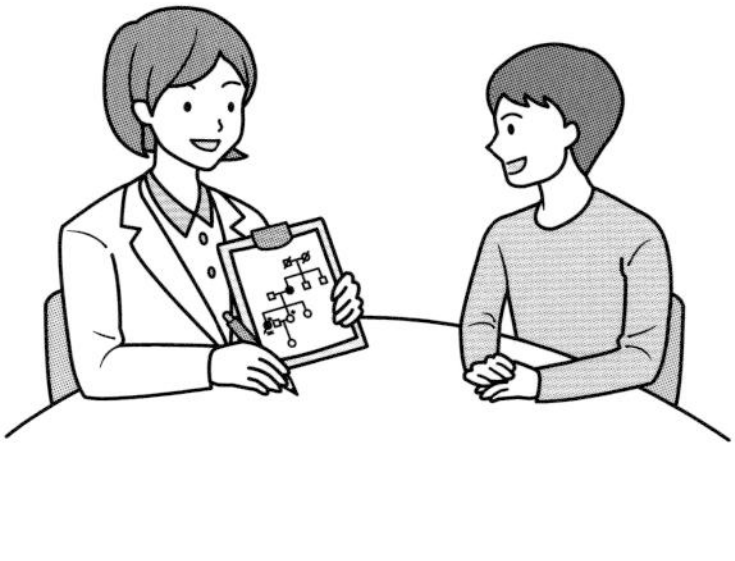

門医と205名の認定遺伝カウンセラーがおり、がんの領域だけでなく、出生前診断や小児科、周産期医療など幅広い分野に携わっています。

認定遺伝カウンセラーは日本遺伝カウンセリング学会と日本人類遺伝学会が共同認定する資格です。認定遺伝カウンセラー認定養成課程（2016年時点で14大学院に設置）を修了しその後認定試験に合格した人、および経過措置（2010年度で終了）で認定試験受験資格を取得し認定試験に合格した人が、認定遺伝カウンセラーとして活動しています。

詳しくお知りになりたい場合は、認定遺伝カウンセラー制度委員会ホームページ（http://plaza.umin.ac.jp/~GC/）および臨床遺伝専門医制度委員会ホームページ（http://www.jbmg.jp）をご覧ください。

④ 遺伝カウンセリングと遺伝子検査

遺伝カウンセリングと遺伝子検査はセットだと思っている方がおられるかもしれませんが、そうではありません。遺伝子検査のご希望があっても、すぐには行わないこともあります。

遺伝子検査で病気と関係のある遺伝子の変化が認められた時には、将来のがんの発症への不安だけでなく、結婚、出産について、家族にどのように話せばよいのか、などの悩みが生じるかもしれません。就職や生命保険への加入の際に不利益となるなどの可能性も考えられます。また、遺伝子検査で陰性だった方が他の家族に対して罪悪感を感じる場合もあります。遺伝子検査の前と後には必ず専門の遺伝カウンセラーによる遺伝カウンセリングを受けられるようになっていますので、十分に相談しながらご自身にとってのメリットとデメリットを理解していただきたいと思います。そしてご自身のお気持ちを確認し、検査を受けるかどうかを選択してください。

⑤遺伝子検査を受ける自由、受けない自由

遺伝子検査の大きな特徴として(1)原則として結果が一生変わらないこと、(2)血縁者にも影響すること、が挙げられます。「遺伝カウンセリングと遺伝子検査」の項目で述べた点を踏まえ、検査を受ける場合も受けない場合もご自身の意思で決めることが大切です。もちろん、一度遺伝子検査を断ったからといって、その後受けられなくなるわけではありません。遺伝子検査は20歳以降に実施するのが一般的で、お一人ずつ遺伝カウン

セリングを行って進めていきます。ご家族の中で検査を受ける人と受けない人がいる場合もありますので、最終的な意思は個別に確認するほうがよいとされています。

⑥遺伝カウンセリングと遺伝子検査の費用は?

遺伝カウンセリング、遺伝子検査はともに基本的には健康保険適用外であり自費診療で行われますが、2016年10月現在、国立がん研究センター中央病院を含む一部の施設ではリンチ症候群の遺伝子検査を研究として実施しています。その場合は患者さんの費用負担はありません。

遺伝カウンセリングにかかる費用は施設によって異なりますが、自費診療の場合は初回が10000円程度、二回目以降は5000円程度が多いようです。所要時間は約1時間です。検査費用も施設ごとに異なります。

2016年4月に網膜芽細胞腫および甲状腺髄様がんが遺伝性腫瘍の遺伝子検査で初めて保険適用となりました。いくつかの条件を満たせば、3割負担の方の場合は11640円で受けることができます(複数の検査が必要となる場合には別途検査費用が発生することがあります。その他に採血料などが別途発生します)。

それぞれの遺伝子検査の費用の詳細については、遺伝子検査を行っている各施設にお問い合わせください。

⑦どこで受けられるの？

遺伝カウンセリング、遺伝子検査に対応している施設はこちらから調べることができます。全国遺伝子医療部門連絡会議の「登録機関遺伝子医療体制検索・提供システム」のホームページです（http://www.idenshiiryoubumon.org/search/）。

これに掲載されていなくても実施可能な施設もありますし、掲載されていても遺伝性腫瘍の遺伝カウンセリングには対応していない施設もあります。気になったらまずは問い合わせることをお勧めします。

手順1

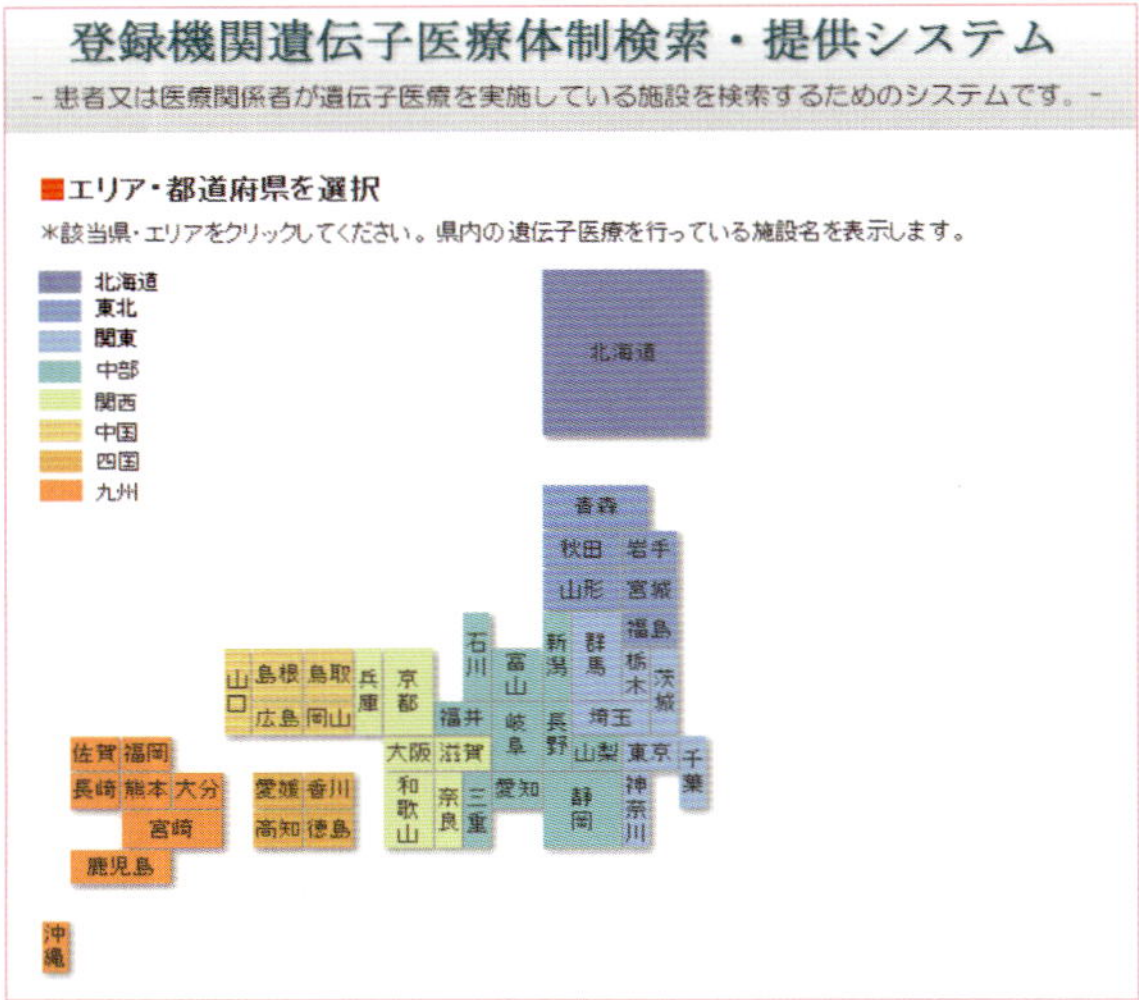

手順２

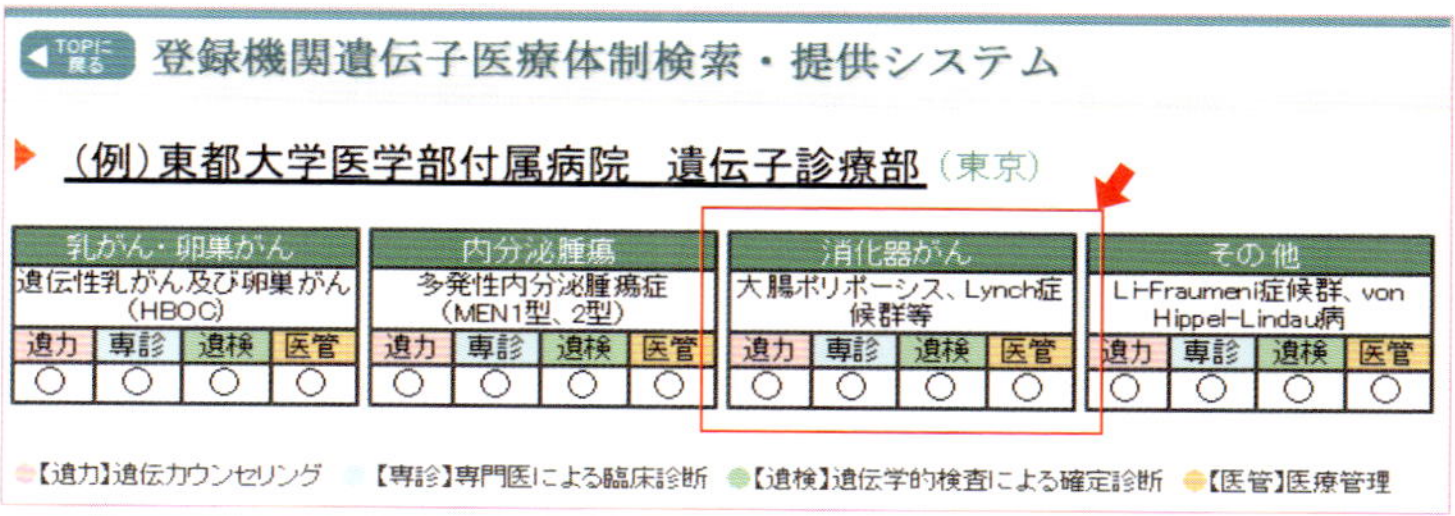

▶ (例) 東都大学医学部付属病院　遺伝子診療部 （東京）

乳がん・卵巣がん				内分泌腫瘍				消化器がん				その他			
遺伝性乳がん及び卵巣がん（HBOC）				多発性内分泌腫瘍症（MEN1型、2型）				大腸ポリポーシス、Lynch症候群等				Li-Fraumeni症候群, von Hippel-Lindau病			
遺力	専診	遺検	医管	遺力	専診	遺検	医管	遺力	専診	遺検	医管	遺力	専診	遺検	医管
○	○	○	○	○	○	○	○	○	○	○	○	○	○	○	○

手順３

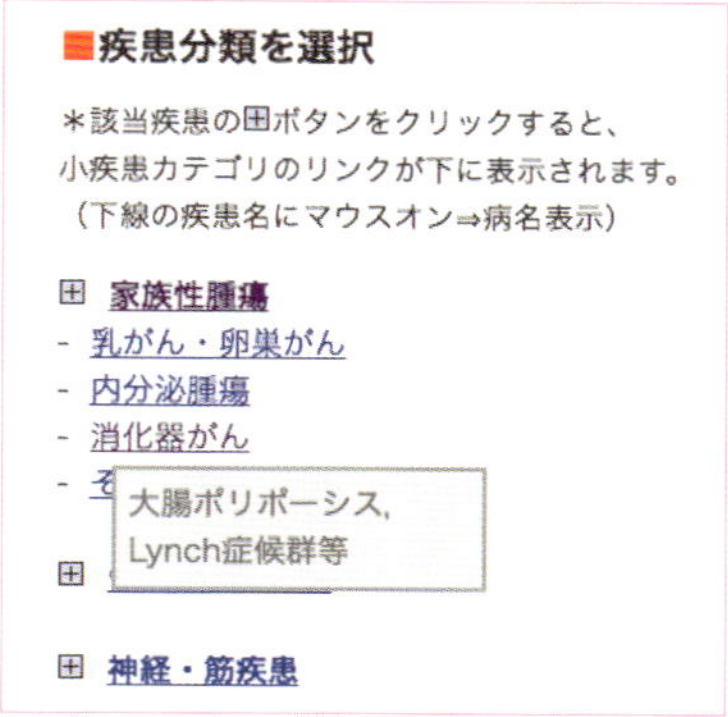

URL（ホームページのアドレス）を開くと**手順１**のような画面が出てきます。

A．エリア・都道府県から検索する場合

(1)日本地図上で調べたい県・地域を選択し、(2)施設名を選択すると、(3)対応状況が表示されます。

「消化器がん（大腸ポリポーシス、Lynch症候群等）」の欄を確認してください（**手順２**）。

「遺カ」に○が付いていれば遺伝カウンセリングに対応していることを意味します。同様に「専診」は専門医による臨床診断、「遺検」

手順 4

▶ エリア | 北海道 | 東北 | 関東 | 中部 | 関西 | 中国 | 四国 | 九州 |

手順 5

▶ （例）東都大学医学部付属病院　遺伝子診療部（東京）

消化器がん			
大腸ポリポーシス、Lynch症候群等			
遺力	専診	遺検	医管
○	○	×	×

は遺伝学的検査による確定診断、「医管」は医療管理（適切な治療、定期検診など、その疾患に関わるすべての医療的ケア）の対応状況を示しています。

B．疾患分類から検索する場合

(1)疾患分類の中から「家族性腫瘍」の左横にある「＋」マークを押し、(2)消化器がんを選択します。「消化器がん」という文字の上にマウスをのせると「大腸ポリポーシス、Lynch 症候群等」と表示されます（**手順3**）。

エリアを絞り、対応状況を表示させます（**手順4**）。

表の見方は先ほどと同じです（**手順5**）。

また、国立がん研究センターが中心となって行っている共同研究に参加する形でリンチ症候群の遺伝子検査を受けることもできます。受診を希望される方は、各施設に問い合わせてみてください（**表7**）。

表 7　共同研究に参加している医療機関（発端者対象）

施設名（北から順）	所在地	電話（代表）
札幌医科大学附属病院　臨床遺伝外来	北海道札幌市中央区南 1 条西 16-291	011-688-9690（直通）
星総合病院　がんの遺伝外来	福島県郡山市向河原町 159-1	024-983-5511
信州大学医学部附属病院 遺伝子医療研究センター	長野県松本市旭 3-1-1	0263-35-4600
栃木県立がんセンター がん予防・遺伝カウンセリング外来	栃木県宇都宮市陽南 4-9-13	028-658-5151
国立がん研究センター東病院　遺伝診療科	千葉県柏市柏の葉 6-5-1	04-7133-1111
国立がん研究センター中央病院 遺伝相談外来	東京都中央区築地 5-1-1	03-3542-2511
慶應義塾大学病院　臨床遺伝学センター	東京都新宿区信濃町 35	03-3353-1211
日本医科大学付属病院　遺伝診療科	東京都文京区千駄木 1-1-5	03-3822-2131
国立病院機構東京医療センター 臨床遺伝センター	東京都目黒区東が丘 2-5-1	03-3411-0111
東京医科歯科大学医学部附属病院 遺伝子診療科	東京都文京区湯島 1-5-45	03-3813-6111
浜松医科大学医学部附属病院 遺伝子診療部	静岡県浜松市東区半田山 1-20-1	053-435-2503（直通）
国立病院機構名古屋医療センター 遺伝カウンセリング外来	愛知県名古屋市中区三の丸 4-1-1	052-951-1111
京都大学医学部附属病院　遺伝子診療部	京都府京都市左京区聖護院川原町 54	075-751-4350（直通）
石川消化器内科	大阪府大阪市中央区今橋 3-2-17 緒方ビル 2F	06-6202-6566
国立病院機構岩国医療センター 家族性腫瘍相談外来	山口県岩国市愛宕町 1-1-1	0827-34-1000
国立病院機構四国がんセンター 家族性腫瘍（がん）相談室	愛媛県松山市南梅本町甲 160	089-999-1111
国立病院機構九州がんセンター 遺伝相談外来	福岡県福岡市南区野多目 3-1-1	092-541-8100（直通）
野口病院	大分県別府市青山町 7-52	0977-21-2151

（2017 年 4 月現在）

⑧リンチ症候群の遺伝カウンセリングでよくある質問

Q 親がリンチ症候群だったら子どもに必ず遺伝しますか？

A ご両親のいずれかがリンチ症候群と診断された場合、お子さんがそれを受け継ぐ可能性は50％です。これは、お子さんが二人いるうちどちらか一人が受け継ぐという意味ではなく、それぞれが50％の確率で受け継ぐということです。男女で伝わりやすさの違いはありません。性格や外見、血液型との関連もありません。「お父さん（お母さん）には似ていないから大丈夫」、「血液型が違うから大丈夫」ということはないのです。

Q 家族に言いづらいのです。リンチ症候群とわかった場合に、どのように伝えればよいでしょうか？

A 不安を与えてしまうのではないか、伝えることで将来に影響が出るのではないか、といった気持ちからなかなかご家族に言い出せないというお声を聞くことがあります。私たち遺伝カウンセラーは、病気の情報や勇気をもって受けた遺伝子検査の結果を、ご自身だけでなくご家族の健康管理にも有効活用していただきたいと思っていますが、ご家族への伝え方やタイミングに配慮が必要な場合もあるかと思います。そのようなときにはぜひ遺伝カウンセリングでご相談ください。また病気や遺伝子検査などについて正しく説明するのも難しいかもしれません。国立がん研究センター中央病院ではご希望があればいつでもご家族への情報提供に応じています。

Q 結婚するときは相手や相手の家族に伝えたほうがよいのでしょうか?

A 必ず伝えなければいけないわけではありませんが、伝えておくと安心なのではないでしょうか。結婚後、大切なパートナーとして家族になる方の理解があれば、病院での定期的な検査やがんを発症したときなどサポートしてもらいやすくなるかと思います。

ただ、実際に伝えようと思うと、相手や相手の家族に不安を与えるのではないかと躊躇してしまうこともあるかと思います。そのようなとき、遺伝カウンセリングでは家族とは違う立場からさまざまな情報をお伝えすることもできますので、ご利用いただくこともよいかと思います。

Q 民間の生命保険に入るときには、事前にその会社にリンチ症候群であることを伝えなければいけませんか？

A 現在の日本では、保険加入時に遺伝子検査の結果を告知する義務はありません。しかし、日本には遺伝情報による生命保険の差別を禁止する法律がないことも事実です。生命保険等の加入を考えている場合は、遺伝カウンセリングや遺伝子検査を受ける前に行っておくと安心です。

（8章担当：中島　健／高津美月／田辺記子）

9 まだがんになっていない人のための遺伝カウンセリング

この本の各章は、大腸がんや子宮体がんなどリンチ症候群によく認められるがんを発症した方に、リンチ症候群という病気を理解していただくことを目的に書かれています。しかしこれまで健康でまだがんになっていないあなたにも将来がんを発症する遺伝的な素因があるかもしれません。その中にはリンチ症候群のような特定の遺伝子が原因で起きるもの以外に、複数の遺伝子や環境要因の組み合わせが原因で起きる場合もあります。家族歴はあなたの遺伝的リスクを理解するための貴重な資料なのです。この章では家族歴からみた大腸がんの遺伝的リスクを理解していただきたいと思います。

① がんの家族歴と遺伝について

両親のどちらかが大腸がんを発症している場合には注意しましょう

スウェーデンでは全国民のがん登録が1960年頃から続けられており、全がんの

表 8　両親のがん罹患歴と子どものがん発症リスクとの関係

	子どものがん発症年齢	両親のいずれかががんを発症した年齢		
		年齢によらず両親ががんを発症	40 歳未満	40 歳～49 歳
大腸がん	0～76 歳	1.9 倍（1.8-2.0）*	8.3 倍（5.7-12.1）	4.4 倍（3.6-5.4）
	60 歳未満	—	9.9 倍（6.8-14.4）	5.5 倍（4.4-6.8）
	60～76 歳	—	—	1.2 倍（0.6-2.5）

*（　）内は 95%信頼区間を示す。

（Kharazmi E et al：BMJ. 345：e8076, 2012 より）

90%近くがこのデータベースに登録されています。このデータベースを利用して、両親のがん罹患歴が子どものがん発症に及ぼすリスクを約50年間の前向き研究で調べた結果が報告されています（**表8**）。両親のいずれかが大腸がんを発症した場合に、子どもの大腸がん発症リスクは1.9倍に増加します。さらにこのリスクは両親のがん発症年齢が若年になるほど顕著で、40歳未満では8.3倍、40～49歳では4.4倍と増加します。さらに子どもが60歳未満で大腸がんを発症するリスクは両親が40歳未満で大腸がんを発症した場合に9.9倍、40～49歳では5.5倍と報告されています。この研究では多種類のがんについて両親のがん罹患歴と子どもが同じがんを発症するリスクを調べていますが、両親の大腸がん罹患が子どもに及ぼす大腸がん発症リスクの増加は、各種のがんの中で一番大きいことが報告されています。

図10　メンデル遺伝と多因子遺伝

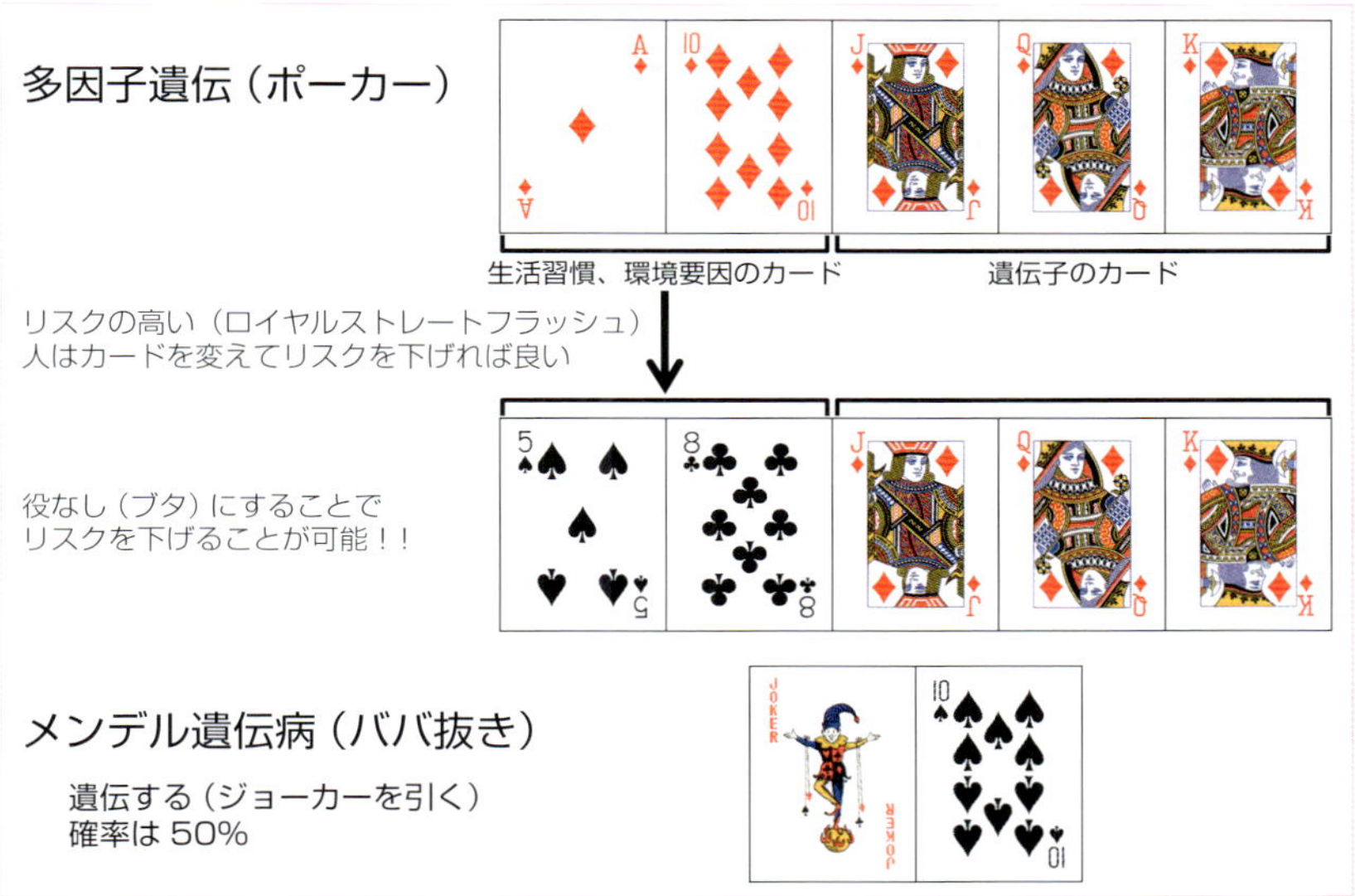
多因子遺伝（ポーカー）
生活習慣、環境要因のカード
遺伝子のカード
リスクの高い（ロイヤルストレートフラッシュ）
人はカードを変えてリスクを下げれば良い
役なし（ブタ）にすることで
リスクを下げることが可能！！
メンデル遺伝病（ババ抜き）
遺伝する（ジョーカーを引く）
確率は50%

大腸がんの遺伝形式　多因子遺伝とメンデル遺伝

家族歴が大腸がん発症に与える影響の多くは、多因子遺伝と呼ばれる遺伝形式をとると考えられています。多因子遺伝は複数の遺伝子と環境要因が発症リスクに影響するもので、ちょうどトランプに例えるとポーカーをやっているようなものです（図10）。5枚の配札のうち、生まれつき配られた遺伝子のカードが3枚、残り2枚が赤身肉ばかり食べる食事や運動不足などの生活習慣のカードでロイヤルストレートフラッシュになっている場合、後天的な要因である生活習慣を変えることで役なし（ブタ）にすればリスクを下げることができます。現在、ロイヤルストレートフラッシュで高リスクの人も、食生活の改善や運動などの取り組みでリスクを下げることができます。一方、リンチ症候群は一つの遺伝子の異常の有無によって発症リスクが決まってくる病気でメンデル遺伝病（単一遺伝子病）と呼ばれています（図10）。この場合、原因遺伝子は性別に関係なく親から子どもに50％の確率で遺伝しますが、発症するがんの種類は性別によって変わってきます。リンチ症候群では大腸がんが最も多いがんですが、女性では子宮体がんや卵巣がんを発症する場合もあります。がんの発症年齢も重要で、リンチ症候群で起きる大腸がんの平均発症年齢は40歳代前半です。現在の日本では大腸がん発症の平均年齢は70歳を超えていますので、約30年若年でがんを発症することになります。

② 家族歴からリンチ症候群が疑われるとき

リンチ症候群では大腸がん、子宮体がん、卵巣がん、胃がんなど、多種類のがんの発生が認められます。この本では、リンチ症候群に特徴的な家族歴として改訂アムステルダム基準とかベセスダ基準という診断上の約束についての解説が書かれていたと思います。あなたの家族歴を注意してチェックしてください。もしあなた自身はがんを発症し

図 11　リンチ症候群が心配な家族歴の特徴

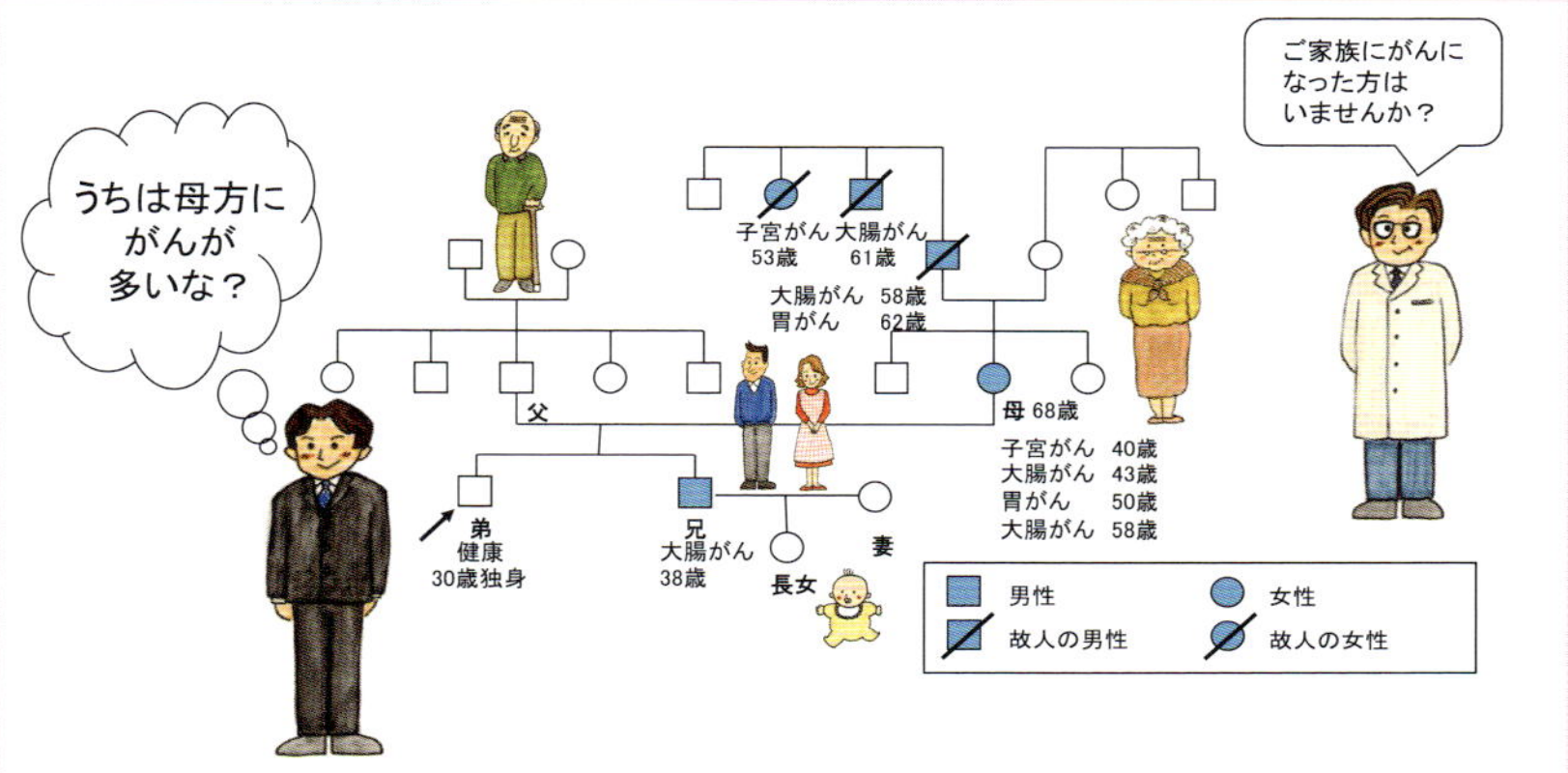

（1）両親や兄弟に 50 歳未満の大腸がんや子宮体がん、卵巣がんが認められる。
（2）（1）に加え、その他の血縁者に大腸がん、子宮体がん、卵巣がん、胃がんなどのがんが認められる。
（3）二度も三度もがんになった人がいる。
（4）その他のがんで、膵がん、胆管がん、脳腫瘍、腎盂尿管がん、皮膚がん、小腸がんなどが認められる。

ていなくても以下のような条件に当てはまる場合にはリンチ症候群の原因となる遺伝子の異常を受け継いでいる可能性があります（図11）。

(1)両親や兄弟に50歳未満の大腸がんや子宮体がん、卵巣がんになった人がいる。

(2)(1)に加えて、その他の血縁者に大腸がん、子宮体がん、卵巣がん、胃がんになった人がいる。

(3)二度も三度もがんになった血縁者がいる。

(4)その他、膵がん、胆管がん、脳腫瘍、腎盂尿管がん、皮膚がん、小腸がん　などが血縁者に認められている。

③気になった方は？

この解説を読んでがんの遺伝が心配な方は、遺伝カウンセリングを受けることをお勧めします。遺伝カウンセリングでは家族歴から将来のがん発症の遺伝的リスクを推定し、必要な場合には遺伝子検査でリンチ症候群の可能性を診断することができます。国立がん研究センターでは全国の医療機関と共同研究で遺伝的素因が心配な方のがんの遺伝カウンセリングと遺伝子検査を受け付けています（**表9**）。ご自身は現在健康でも、家族歴から遺伝性のがんが心配な方は遺伝カウンセリングを受けられてはいかがでしょうか？

（9章担当：菅野康吉）

表9　共同研究に参加している医療機関（臨床遺伝専門医、認定遺伝カウンセラー所属施設）

施設名（北から順）	所在地	電話（代表）
札幌医科大学附属病院　臨床遺伝外来	北海道札幌市中央区南1条西16-291	011-688-9690（直通）
星総合病院　がんの遺伝外来	福島県郡山市向河原町159-1	024-983-5511
信州大学医学部附属病院 遺伝子医療研究センター	長野県松本市旭3-1-1	0263-35-4600
栃木県立がんセンター がん予防・遺伝カウンセリング外来	栃木県宇都宮市陽南4-9-13	028-658-5151
国立がん研究センター東病院　遺伝診療科	千葉県柏市柏の葉6-5-1	04-7133-1111
国立がん研究センター中央病院 遺伝相談外来	東京都中央区築地5-1-1	03-3542-2511
慶應義塾大学病院　臨床遺伝学センター	東京都新宿区信濃町35	03-3353-1211
日本医科大学付属病院　遺伝診療科	東京都文京区千駄木1-1-5	03-3822-2131
国立病院機構東京医療センター 臨床遺伝センター	東京都目黒区東が丘2-5-1	03-3411-0111
東京医科歯科大学医学部附属病院 遺伝子診療科	東京都文京区湯島1-5-45	03-3813-6111
浜松医科大学医学部附属病院 遺伝子診療部	静岡県浜松市東区半田山1-20-1	053-435-2503（直通）
国立病院機構名古屋医療センター 遺伝カウンセリング外来	愛知県名古屋市中区三の丸4-1-1	052-951-1111
京都大学医学部附属病院　遺伝子診療部	京都府京都市左京区聖護院川原町54	075-751-4350（直通）
国立病院機構岩国医療センター 家族性腫瘍相談外来	山口県岩国市愛宕町1-1-1	0827-34-1000
国立病院機構四国がんセンター 家族性腫瘍（がん）相談室	愛媛県松山市南梅本町甲160	089-999-1111
野口病院	大分県別府市青山町7-52	0977-21-2151

（2017年4月現在）

10 リンチ症候群患者の大腸がん検診について

あなたがリンチ症候群と診断された場合、今後どうしたらよいでしょう。この章からは、リンチ症候群と診断された後、どのような方法でご自身の健康管理を行うべきなのかを説明していきます。

① 便潜血検査

この検査は、がんやポリープなどがあると大腸内に出血することがあるため、その血液を検出する検査です。大腸がん検診の代表的な検査で、症状がない健康な人の中から大腸がんの精密検査が必要な人を選び出すためには、最も有効で負担の少ない検査法です。しかし、リンチ症候群の患者さんは大腸がんができやすいことがわかっていますし、便潜血検査では、進行がんがあっても陰性に出てしまうことがあるので、リンチ症候群の方に対する検診方法としては適切ではないと考えられます。

図 12　上部消化管と下部消化管

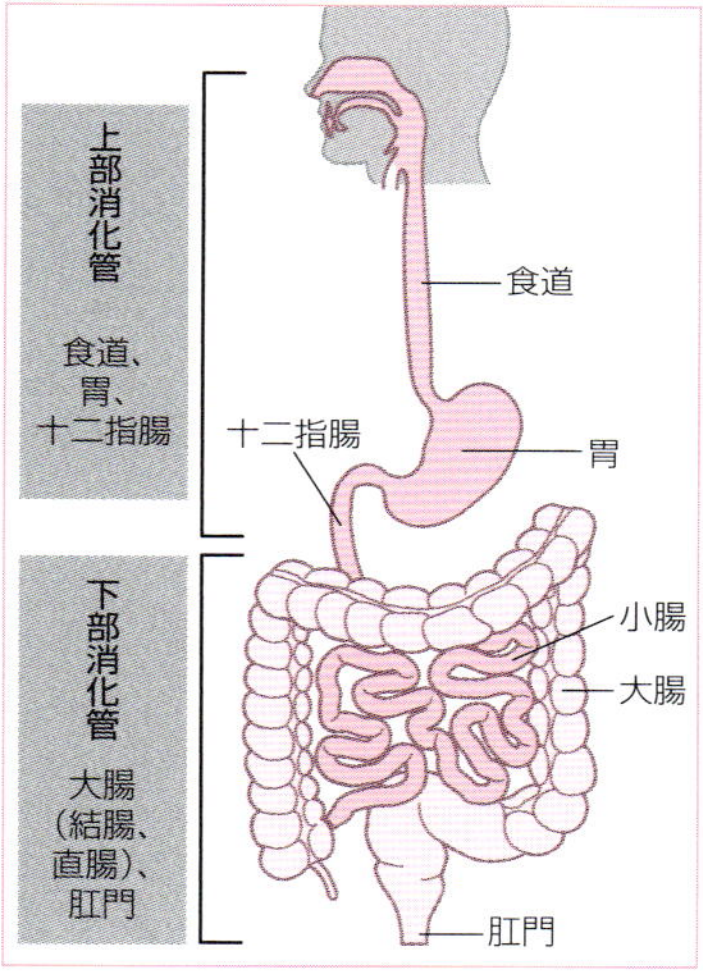

②大腸内視鏡検査

大腸を観察するのは正式には下部消化管内視鏡検査といいます。ここでは「大腸内視鏡検査」という呼び方を使わせていただきます。

リンチ症候群の場合、大腸がんが再びできるリスクが高いとされています。ぜひ大腸内視鏡検査を一年に一度受けてください。普通は大腸がんの手術の後の大腸内視鏡検査は三年に一度ほどしかしませんが、リンチ症候群の患者さんは一年に一度の内視鏡検査が推奨されています。一年に一度受けていただけた場合、もし大腸がんが再びできても早期の段階で発見することができます。そうすると内視鏡的治療で治る、取りきれることがほとんどです。つまり、〝リンチ症候群と診断された場合でもしっかり内視鏡検査を行えば大丈夫〟ということです。もちろん、同じリンチ症候群患者さんでも大腸がんのできやすさには個人差があります。もし一年に一度の内視鏡検査でも毎年大腸腫瘍が発見されるようであれば、主治医と相談してさらに短い間隔で受けていただいてもよいかと思います。

また、リンチ症候群患者さんにおいて、いつ大腸腫瘍ができてしまうかは予想がつきません。ですので、内視鏡検査も「何年やったら終わり」というものがありません。長生きしていただくためには、可能であれば内視鏡検査も長続きして行っていただきたいと思います。そのためにも鎮静剤も適宜使用して、なるべく苦痛のない状態で検査を受けていただきたいと思います。一度内視鏡検査で苦痛があると、次に内視鏡検査を受ける意欲が萎えてしまいます。そうならないためにも、検査の担当医師と相談して鎮静剤を上手に使っていただけたらと思います。

・検査の概要と方法

大腸内視鏡検査の実際の検査方法ですが、肛門から内視鏡を挿入して、直腸から盲腸

図 13　大腸内視鏡検査

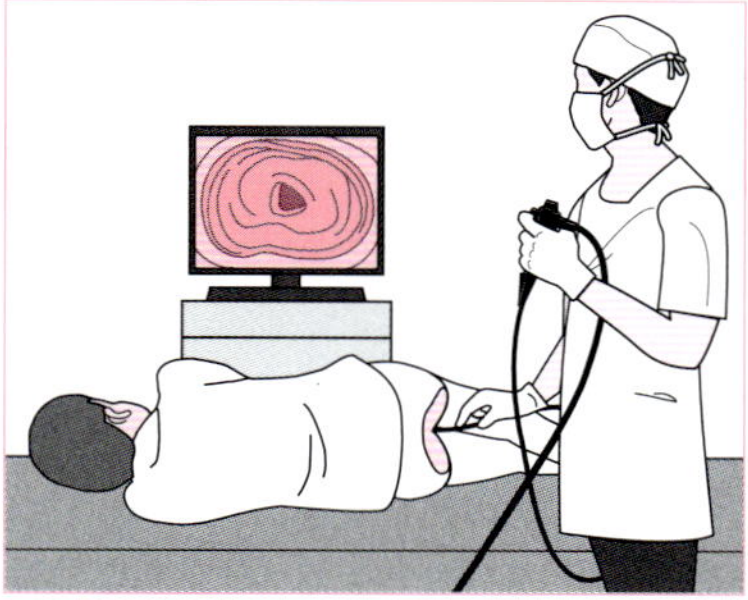

図 14　大腸の各部位の名称

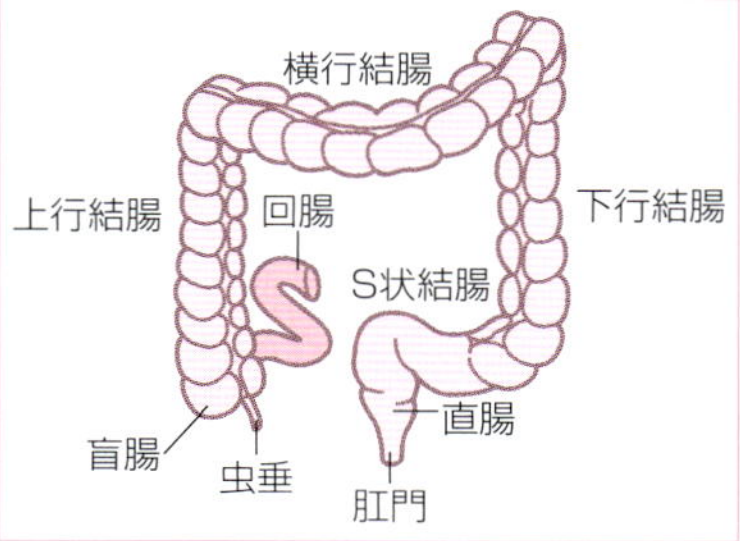

までの大腸全体を詳細に調べます。前処置（腸の洗浄）が十分でない場合には詳細な検査が難しくなります。国立がん研究センター中央病院の場合、検査当日の午前10時から内視鏡前処置室に集合していただき、そこから腸管洗浄液を約2ℓ飲んでいただき腸管の洗浄を行ったあと、午後1時くらいから検査を行います。なお、通常の前処置法にて十分な腸管洗浄ができない場合に

は、浣腸や洗腸を追加して行うことがあります（また、病院や、担当医の判断により、ご自宅での前処置〈在宅法〉や入院での検査をお勧めする場合もあります）。

また、検査を受けるのであれば、なるべく腸がきれいになった状態で受けていただきたいと思います。大腸内視鏡検査の前に飲む下剤には何種類かあります。もし味がお口に合わない場合には他の種類の下剤を試してみてもよいかと思います。特に術後や、大腸憩室の影響などで前処置に時間がかかる方は、前処置薬の量も多くなる場合があります。

通常、大腸内視鏡検査自体は20分程度で終わり、ほとんどの場合大きな苦痛もありません。開腹手術後などで腸が癒着している方や、腸の長い方は多少の苦痛を伴うことがあります。その場合には軽い鎮静・鎮痛剤を使用することがあります。

検査は、まず内視鏡を肛門から一番奥の盲腸まで挿入し、その後内視鏡を抜きながら病変の有無を観察していきます。その際、直接テレビモニターの画面を見ながら医師の説明を聞くこともできます。また、ポリープなどの病変を認めた場合、内視鏡治療が可能な状態であれば、病変の大きさや形にもよりますが、その場で内視鏡を用いて切除することも可能です。ただし、大きさが20ｍｍを超える腺腫性ポリープ（良性腫瘍）や早期がんの場合には、入院していただき、日を改めて内視鏡治療を行うのが一般的です。

・必要性と他の検査法との比較

大腸内視鏡検査は、大腸のポリープや腫瘍および炎症性腸疾患に対して、最も精度の高い検査法であると考えられています。病気の診断だけでなく、腫瘍と非腫瘍との判別や治療法決定のための病理組織検査（生検）、および治療までが可能であるためです。その他の大腸検査法として、バリウムを肛門から流し込んで、レントゲン撮影する方法（注腸造影検査）がありますが、最近は内視鏡検査の安全性がある程度確立されていますので、内視鏡検査を中心に検査を行うのが一般的となっています。

・偶発症、不具合（有害事象）

検査後に腹部の張りや軽い腹痛などが残ることがありますが、通常は数日以内に消失します。その他、検査による偶発的な症状（危険性がゼロではない起こりうる事象）としては、次のようなものがあります。

前処置（下剤内服）に伴う腸閉塞および腸管穿孔（腸に穴が開くこと）

・頻度はまれ：0.00001%以下

少しでもその危険性のある方（高齢者・初回検査の方、大腸病変を指摘されている方など）については、万一に備え、在宅法ではなく病院での前処置を行います。

また、当院では80歳以上のご高齢の方に対しては安全面を考慮し、原則入院で検査を行っています。

出血・腸管穿孔（腸に穴が開くこと）

・検査のみによる頻度：約0.04％（4/10000）

・内視鏡治療による発生頻度：0.2％（2/1000）

万一、このような重篤な偶発症が発生した場合には、再検査や輸血、緊急外科手術も考慮した治療が必要となる場合があります。特に、内視鏡治療を行った場合には、治療直後でなくとも7～10日間は、後になって腸からの出血や穴が開いたりする危険性がありますので、原則として治療後1週間は、旅行やスポーツ、飲酒禁止になることが多いです。また、血液をサラサラにするお薬（抗凝固剤など）を常用されている方は、検査前約1週間の休薬をお願いされる場合があります。

使用する薬剤（鎮痙剤、鎮静・鎮痛剤）によるアレルギーショック、低血圧・低血糖・不整脈など（まれ）

一過性のものがほとんどですが、ごくまれに重篤となる場合もあるため注意が必要です。担当される病院でご相談が必要かと思います。

・大腸内視鏡検査を行うことによる利益と不利益

前述のような偶発症は挙げられますが、大腸全体（直腸から盲腸まで）を詳細に観察する方法としては、現時点では、内視鏡検査が最も精度の高い検査法であると言えます。注腸造影検査などその他の検査で、ある程度大きな病変の有無の確認は可能ですが、小さな病変や平坦なポリープなどの発見には内視鏡検査が適しています。質の高い診断のみならず治療まで可能である点が内視鏡検査の最大のメリットです。

特に内視鏡検査はリンチ症候群の方にできやすい大腸がんや大腸ポリープ、胃の病変を直接観察することができます。「内視鏡検査はつらかった」との声もよく聞きますが、専門の施設であれば鎮静剤などを使用したり、最新の機器を使用したりすることによって苦痛を軽減して検査を受けることができるようになってきました。胃がんや大腸がんで外科手術になってしまう方のほとんどは、内視鏡検査をほとんど定期的に受けていなかった方ばかりです。「何も症状がないから大丈夫」と過信しないでください。定期的に内視鏡検査を受けることによって、胃がん、大腸がんを早期の段階で発見し、内視鏡で切除することが可能となります。

（10章担当：中島　健）

11 リンチ症候群患者の上部消化管内視鏡検査

内視鏡で食道・胃・十二指腸を観察する検査を上部消化管内視鏡検査といいます。

①必要性

一般的には、胃痛や胸やけなどの消化管症状がある場合に、その症状の原因となる病気の有無を調べるために行われる検査です。

リンチ症候群の患者さんでは胃がんのリスクが高いので、内視鏡検査による検診が推奨されています。病気が見つかった場合には内視鏡で調べた結果に基づいて治療法を選択します。

②概要

上部消化管内視鏡検査は、内視鏡（ビデオスコープ）を使って食道・胃・十二指腸といった上部消化管を内側から直接的に観察できる検査で、一般的に「胃カメラ検査」と

図 15　上部消化管内視鏡検査

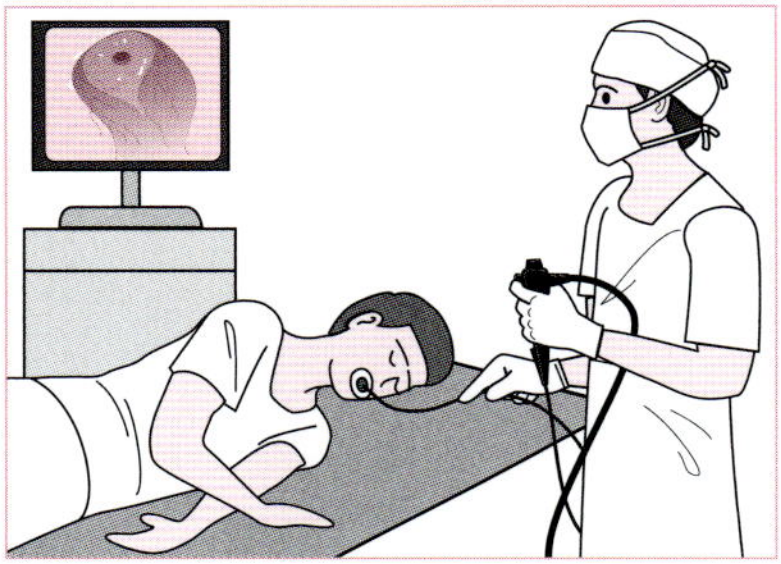

図 16　上部消化管

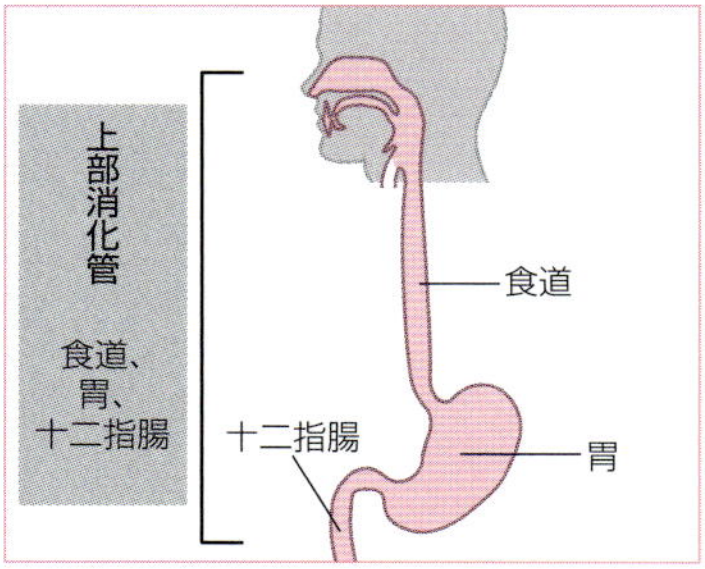

呼ばれています。検査を行うために、まず内視鏡スコープを口から胃へと挿入していきます。使用するスコープは柔らかく、小指くらいの太さです。内視鏡の先端から明るい光を発して、食道・胃・十二指腸の内部を鮮明に観察し、病気によって変化した部分があるかどうかを調べます。食道がんや胃がんがある場合には、さらにがんの広がり（大きさ）や深さ（深達度）などを診断しま

す。また、組織生検といって、胃の粘膜の一部を小さく採取し、組織が良性か悪性かを顕微鏡で調べて病理診断することもあります。組織を採取する際に、特に痛みなどはありません。

③ 方法

検査を十分に行うためには、胃を空っぽの状態にしなければなりません。そのため、一般的には検査前日の夕食は午後8時くらいまでに済ませ、以後は水分の摂取だけにする必要があります。患者さんの希望などにより鎮静剤の注射をすることもあります。ご自分の運転で来院された場合は、鎮痙剤や鎮静剤の注射薬は使用できないことが一般的です。検査を始めるにあたって、まずプラスチックのマウスピースを軽く口にくわえます。内視鏡が挿入されても、呼吸ができなくなることはありません。食道・胃・十二指腸の内部をくまなく観察するには10～15分程度かかります。検査の間は、内視鏡から空気を送り胃を膨らませて観察します。

④上部消化管内視鏡検査を行うことによる利益と不利益（その他の方法）

その他の検査方法としては、バリウム検査（上部消化管造影検査）があります。造影検査により病気の存在や広がりを診断することが可能で、病気の内容によっては内視鏡よりも造影検査のほうが広がりを知るのに有効な場合もあります。しかし、とても小さな病気の発見や、より精密な検査という点では、内視鏡検査が優れています。また、造影検査では組織を採取すること（生検）ができないため、造影検査で病気が見つかっても、改めて内視鏡検査が必要になります。外科手術が必要な食道がんや胃がんの可能性が指摘された場合には、造影検査と内視鏡検査の両方による精密検査が必要になることもあります。

（11章担当：中島　健）

12 リンチ症候群患者の婦人科検診

リンチ症候群の女性では子宮体がん（子宮内膜がん）および卵巣がんにも気をつける必要があります。一生のうちにそれぞれのがんになる人の割合が、子宮体がんは約60％、卵巣がんは約24％との報告もあります（「遺伝性大腸癌診療ガイドライン」より）。遺伝子別にみると*MSH2*の変異を認めるリンチ症候群の患者さんの場合、*MLH1*の変異の患者さんより婦人科がんのリスクが高いことが示されています。患者さんによっては大腸がんよりも先に子宮体がんに罹る方もいらっしゃいます。子宮体がんで最もよくみられる症状は性器出血ですので、リンチ症候群の患者さんで月経とは無関係の出血や「おりもの」の異常がある場合には婦人科医師の診察が必要です。

実際には残念ながら子宮体がんと卵巣がんに対するはっきりと有効な検診方法は確立されておりませんが、子宮体がんの検診に関しては、年一回の子宮内膜採取（子宮内膜細胞診もしくは内膜組織診）も選択肢の一つであるとされています。卵巣がんの検診に関しては、経腟超音波検査および腫瘍マーカーである血清ＣＡ-１２５検査（後述のメモ

図 17　女性器の解剖図

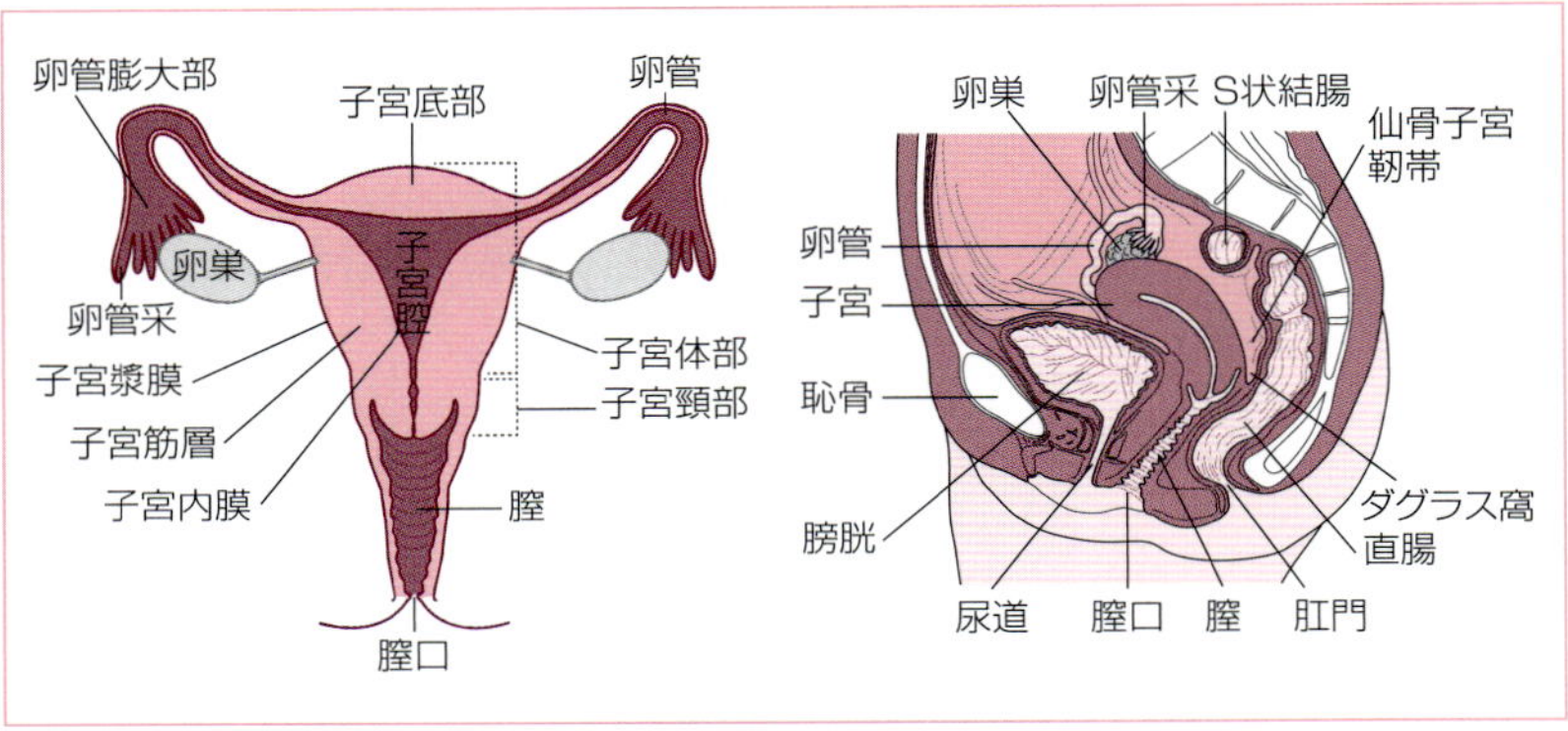

79、80ページ参照）が実施されることが多いのが現状です。卵巣がんに関しては、大腸がん術後の検査の一環として、ＣＴ検査を施行されている場合が多くあります。大腸がん術後の経過観察が終了した患者さんの場合でもＣＴ検査を施行するべきかどうかは、明確に決められていません。

米国のガイドラインには「出産を終えたリンチ症候群の女性に対しては、子宮と両側付属器（両側の卵巣と卵管）の摘出が選択肢であり、リスク軽減のために考慮すべきである」と報告されています。しかし、日本ではまだ行われていないのが現状です。米国の女優のアンジェリーナ・ジョリーさんが「遺伝性乳がん・卵巣がん」とわかった後に、がん予防のため乳房切除術を受けられ、その後、卵巣卵管切除術も受けられたことが話題になりました。日本においても、遺伝性乳がん・卵巣がんの患者さんがそれらの手術を希望された場合、自費で実施可能になってきています。しかし、リンチ症候群の患者さんに対しての予防的な子宮全摘出術と両側付属器摘出術はまだ実施されておりませんので、今後の検討課題です。

また、市町村などの自治体で実施している「子宮がんの検診」は、子宮頸がんの検診を指します。子宮内膜の検査は含まれていない場合が多いので、ご注意ください。

メモ 腫瘍マーカー

がんには多くの種類がありますが、中には腫瘍マーカーと呼ばれる、そのがんに特徴的な物質を産生するものがあります。そのような物質のうち、体液中（主として血液中）で測定可能なものが、いわゆる「腫瘍マーカー」として臨床検査の場で使われています。腫瘍マーカーは、進行したがんの動態を把握するのに使われているのが現状で、早期診断に使えるという意味で確立されたものは残念ながらまだありません。がんの動態を把握するとは、治療効果を判定するという意味です。例えば、進行したがんに対して化学療法や放射線療法が行われている場合、その治療がどれくらい効果があるかを判断することに使われます（国立がん研究センター　がん情報サービスより）。

メモ　CA-125

糖鎖抗原125といい腫瘍マーカーの一つです。卵巣がんで上昇する場合があります。他にも膵がん、肺がんなどとの関連が指摘されています。

（12章担当：石川光也／中島　健）

13 リンチ症候群患者の泌尿器科検診

泌尿器領域においては、リンチ症候群の患者さんには尿路上皮がんのなかでも、腎盂がんおよび尿管がんを発症するリスクが高いとされています。*MLH1*、*MSH2*または*EPCAM*に病気と関係ある変化（変異）を認めるリンチ症候群患者さんに対しては、尿路上皮がんのスクリーニングのため、25～30歳から年一回の尿検査（検尿および尿細胞診）が、NCCN（全米総合がん情報ネットワーク）のガイドラインや「遺伝性大腸癌診療ガイドライン」でも推奨されています。

持続する顕微鏡的血尿がある場合や尿細胞診で異型細胞が見られるなどの異常があれば、一度泌尿器科医による精密検査を受けることが推奨されます。尿検査は他の検査に比べて、体への侵襲が少なく比較的簡便で費用も安い、という利点があります。

図 18　泌尿器の解剖図

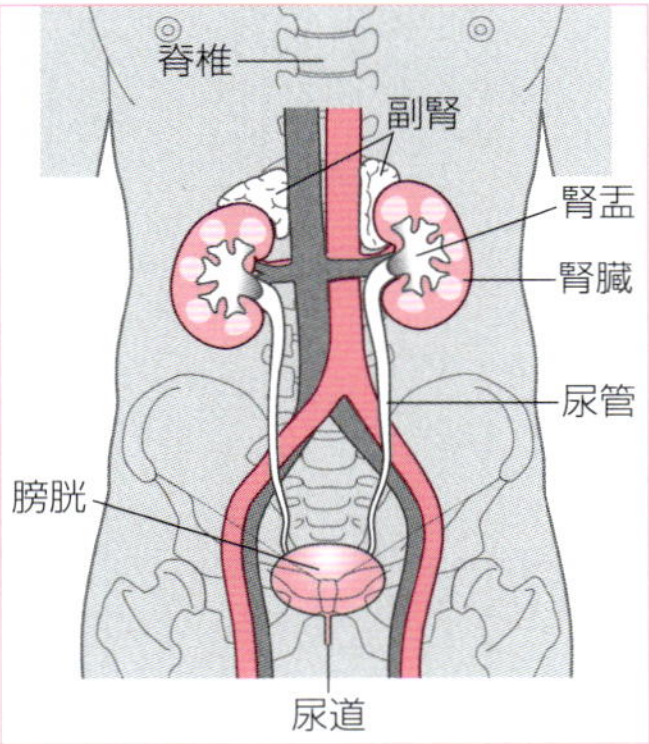

しかし、一般的に腎盂がんや尿管がんは、尿検査のみでは見つけにくいがんでもありますので、適宜、腹部のスクリーニングのため腹部超音波検査や腹部造影ＣＴ検査を行ったほうが望ましいと考えます。

前立腺がんについては、発症のリスクが5倍に増加するという報告もありますが、今のところ、リンチ症候群の男性を対象とする前立腺がんスクリーニングを行ったほうが良いとする十分な研究成果はないとされています。一般的に前立腺がんの検診は血液検査にて腫瘍マーカーであるＰＳＡを測定することで行われています。

（13章担当：込山元清／中島　健）

14 リンチ症候群の当事者の方々の思い

〔家族3〕三世代にわたって大腸がんに罹ったご家族

①ご家族の経過

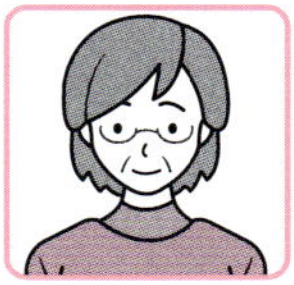

Cさん
70歳代、女性

Cさん（家系図3のⅢ-1）は大腸がん、胃がん、胆管がんなどリンチ症候群関連がんの既往があることからリンチ症候群を疑われ、遺伝カウンセリングを受けました。その後、遺伝子検査に同意されて実施したところ、結果は*MLH1*の病的な変化を認め、リンチ症候群と診断されました。Cさんには三人の子どもがいて、長男（家系図3のⅣ-1）は30歳代で胆管がんのため逝去されていましたが、特に遺伝の話はなかったようでした。長女（家系図3のⅣ-2）および次男（家系図3のⅣ-3）が血縁者診断を希望し、その結果、二人ともにリンチ症候群であることがわかりました。また、本人の弟（家系図3のⅢ-2、Ⅲ-3）二人も血縁者診断を実施しましたが、リンチ症候群ではないと判明しました。

家系図 3

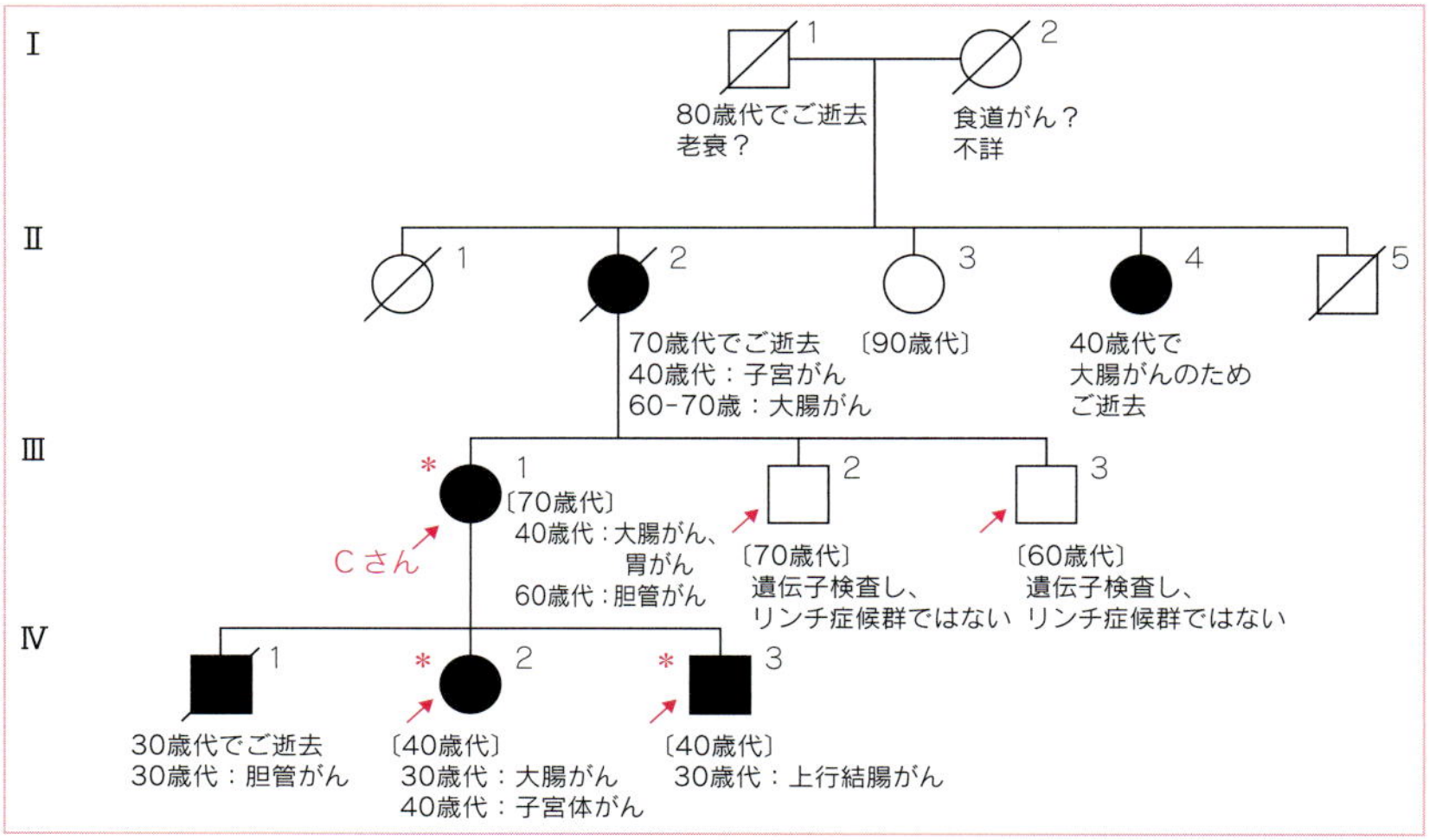

Ⅰ、Ⅱ、Ⅲ、Ⅳ…世代を表す　□男性　▨故人の男性　■がん発症の男性　■故人のがん発症の男性　○女性　∅故人の女性　●がん発症の女性　●故人のがん発症の女性
↗遺伝カウンセリングを受診した方　＊リンチ症候群と診断された方

②発端者（Cさん）の実際の感想

40歳代の時に胃がんと診断されました。40歳頃に大腸ポリープの手術をしていたのですが、そのときはがんとは言われていませんでした。胃の手術のときに大腸ポリープ手術の際の診断書をもらってくるように言われ、そのとき初めて大腸もがんだったと知りました。驚きました。

遺伝の可能性があると医師から初めて言われたときは、息子もがんに罹っていましたので、そういうことだったのかと思いました。そのことがはっきりわかればと思い、遺伝子検査を受けました。「リンチ症候群」

という病名は遺伝子検査の時までは知りませんでした。

③血縁者（娘：Ⅳ-2）の実際の感想

私が幼い頃に母ががんで治療をしていました。「がん＝死」というイメージがあったので、親が亡くなってしまうのではないかととても心配しました。

自分自身も30歳代で大腸がんを経験していたので、遺伝の可能性について家族から聞いたときに自分も受け継いでいるかもしれないと思いました。驚くことはなく、すぐに遺伝子検査を受けたいと申し出ました。なぜ自分ががんになったのかの原因をはっきりさせたいと思いましたし、自分が遺伝性のがんとわかれば検査を定期的に受けるなど意識を高められると思いました。

実際にリンチ症候群とわかり、おかしな話ですが（自分ががんに罹った）要因の一つがわかって良かったという気持ちにもなりました。一方で、今後もがんになる可能性があることへの怖さもありました。

最初のがんから10年経って子宮体がんが見つかったときはとてもショックでした。本当に（がんに）なりやすい体質なのだと実感しました。自分や家族のがんの経験から、幼い頃の「がん=死」という怖さから、治療法や病気の進行具合など具体的な心配に変わりました。

④遺伝カウンセリング担当者の感想

お母様自身は結果的には最初の大腸がんからだいぶ時間が経過してからリンチ症候群の診断を受けられました。母方の家族に大腸がんの家族歴があり、リスクが高い家系であることが推測されますが、時代的な背景もあり時間がかかりました。息子さんも大腸がんになっており、心労も多かったことと思います。

長女さんにしてみると、自分が実際に30歳代で大腸がんの手術を受けた事実があったので、遺伝子検査に対する抵抗感は薄かったかもしれません。若い世代の方ががんに罹患して、かつ遺伝性のもので、今後もリスクが高いと宣告されるのはかなり強い心理的なストレスになると考えられます。遺伝カウンセラーとしては、何か不安がないか、寄り添う姿勢が必要です。

〔家族4〕母、娘ともに30歳代で子宮体がんと診断されたご家族

①ご家族の経過

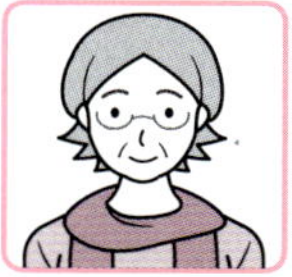

Dさん
80歳代、女性

Dさんの娘（家系図4のⅢ-1）は30歳代で子宮体がんの手術を受けていましたが、特に遺伝性のものとは認識されていませんでした。Dさん（家系図4のⅡ-2）も若い頃に子宮体がんの経験があり、その後大腸がんになったことからリンチ症候群を疑われ、遺伝子検査を行ったところ*MSH2*に病的変異が認められました。娘も遺伝カウンセリングの後、遺伝子検査を受けたところ、母と同じ変化を認めリンチ症候群と診断されました。これを受けて本人が久しぶりに大腸内視鏡検査を受けたところ、大腸に進行がんが見つかり手術となりました。

②発端者（Dさん）の実際の感想

最初のがんは30歳代の時、子宮体がんでした。当時は告知をしない時代で、子宮筋腫なので放射線を20回しましょうと言われました。がんだったと知らされたのはその8年後でした。子ども2人も小学生だったので成長するまで生きていかなければと悩みまし

家系図 4

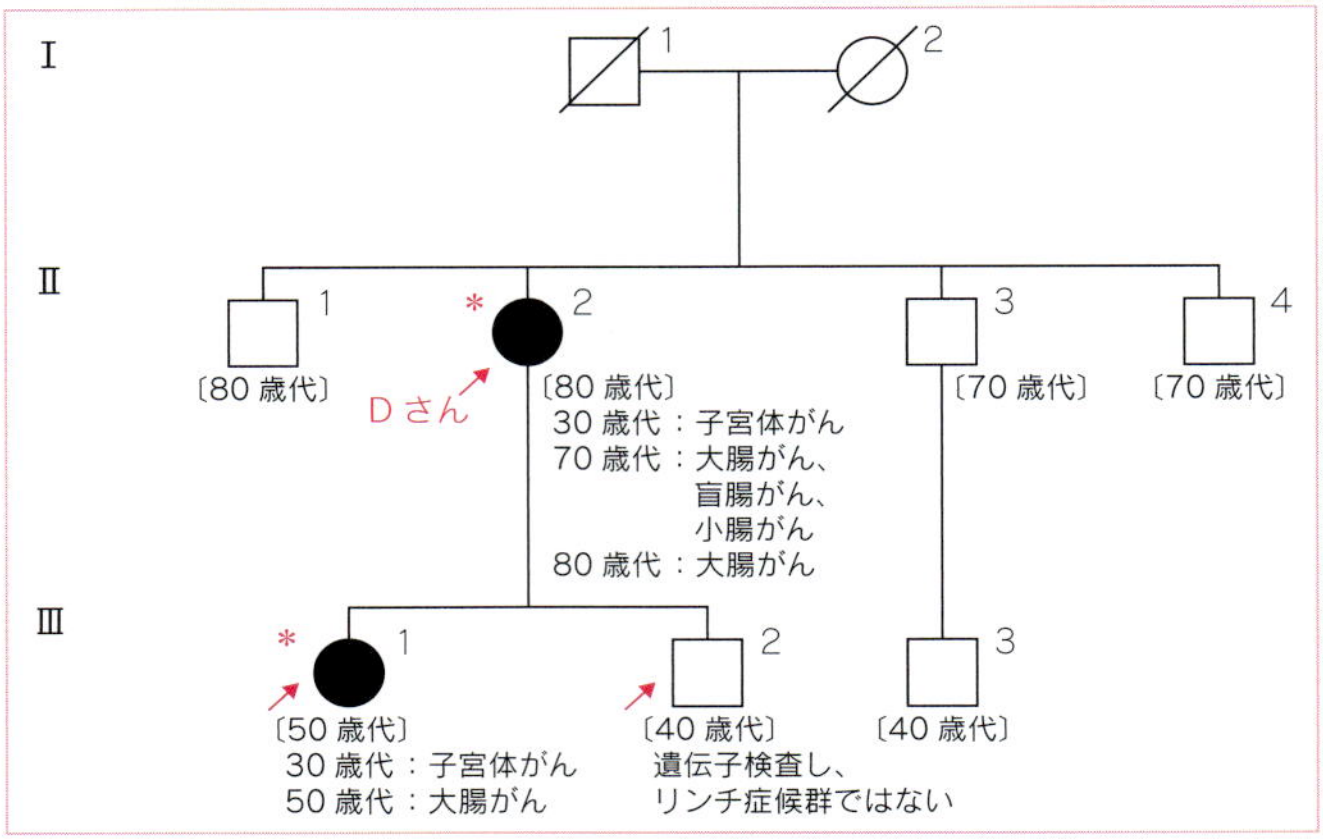

Ⅰ、Ⅱ、Ⅲ…世代を表す　□男性　▱故人の男性　∅故人の女性　●がん発症の女性　↗遺伝カウンセリングを受診した方　＊リンチ症候群と診断された方

た。その後も複数回がんを経験しましたが、4人きょうだいの中でがんに罹ったのは私だけで、両親も健康でしたので悲しい思いでした。

遺伝子検査については外来のときに説明を受け、今振り返って考えてみると、あまり余裕はなくその場で検査に応じました。30歳代からがんを複数回経験しているので、遺伝によるものなのか知りたいと思い遺伝子検査を受けました。その結果、リンチ症候群と診断され、がんという病気から逃げることができないのであれば、早期発見、早期治療で治したいと思いました。ただ夫と子どもに心配をかけることでずいぶん心が重かったです。

リンチ症候群のことは、身内に他に誰もがんになった人がいないのに、と悩みに悩んだ末、夫と子どもに話しました。子どもにも説明書を見せて今までのことを話しました。長男、長女は大人になっていたので落ち着いて聞いているようでしたが、気持ちが重かったのではないかと思います。もし子どもたちも同じ遺伝子を持っていたらと思うと申し訳なく心が痛みました。

子どもたちも遺伝子検査を受け、長女がリンチ症候群であると診断されました。申し訳なく思いますが、これから健康に過ごしてほしいと願っています。

③血縁者（娘：Ⅲ-1）の実際の感想

私が小学生の頃、当時30歳代だった母が子宮体がんを患いました。当時、がんであることは母自身も知らされていなかったようです。小学生だった私と弟も当然知らず、子宮筋腫だと聞かされていました。ただ、友達のお母さんが同じように子宮筋腫で入院しても2週間くらいで退院してくるのを見て、なぜ私のお母さんだけ何か月も入院しているのだろう？　本当に子宮筋腫なの？　と疑問に思うことはありました。

その後しばらくして、母が70歳代で複数回がんを経験した後に遺伝性大腸がんの可能性について聞かされました。がんは遺伝しないと聞いていましたが、その話を聞いてようやく合点がいったという感じでした。私自身も30歳代で子宮体がんを経験していたので間違いなく受け継いでいるなと思いました。

遺伝子検査を受けるかどうかを悩むことはなく、どうせ受け継いでいるだろうからあえて検査する必要はないように思いました。ただ、検査を受けてデータが増えることで研究の役に立つのではという考えに変わり、受けることにしました。遺伝子検査の結果からリンチ症候群と確定したときは、気持ちの変化は特になく、確認しました、という感じでした。

リンチ症候群であると確定しても次にがんができるのはまだずっと先だろうと漠然と思っており、大腸内視鏡検査もすぐには受けませんでした。子宮体がんの経過観察のついでにという軽い気持ちで大腸内視鏡検査を受けたところでがんが見つかったので、大変驚きました。自覚症状がまったくない段階で発見されたので本当に良かったと思います。

先生から聞いた「知ることによって救える命がある」という言葉がとても心に響きま

した。私自身がまさにそのとおりだったからです。母と同じ年頃に同じ病気になったのは「たまたま」だと思っていましたが、母が遺伝子検査を勧められ、その流れで私が大腸内視鏡検査を受けてがんを見つけられたということは、奇跡と言ったら大げさかもしれませんが感謝せずにはいられません。リンチ症候群のことを知らなければ手遅れになっていた可能性もあると思うので、救われた命のように思っています。

一番つらかったのが、自分の子どもたちにも同じ遺伝子があるかもしれないということです。母も私に対して申し訳ないという気持ちをもっています。確かに、この遺伝子をもらってしまったことは大変残念ではありますが、私は母のことが大好きなので母の娘として生まれてきたことをとても嬉しく思っています。リンチ症候群であると知ることができ、この先またがんになることがあっても、早期発見、早期治療ができればきっと大丈夫だと思っています。

子どもたちはまだ遺伝子検査を受けていませんが、もし受け継いでいたとしても前向きにとらえてほしいと思っています。幸い、子どもたちも「お母さんの子どもに生まれてきて良かったと思っているよ！」と言ってくれています。リンチ症候群でないからがんにはならない、というわけではないので、もし（リンチ症候群の）遺伝子を持っていなくても健康管理はしっかりしてほしいと思います。万が一持っていても、助け合っていければと思っています。

④遺伝カウンセリング担当者の感想

このご家族はお母様が若い時に子宮がんの既往がありますが、大腸がんは比較的高齢になってからなので、リンチ症候群の「若年性の大腸がん」の印象とは異なります。改訂ベセスダ基準を満たすことを説明しＭＳＩ検査を施行しましたが、いわゆる典型的な教科書的なリンチ症候群の家系とは異なるので、カウンセリングにおいても「調べてみないとわかりませんが、やってみましょうか」といったスタンスになります。結果的にリンチ症候群の診断がつき、その後の長女さんの変異保持診断につながりました。そしてこれも結果的に長女さんにも大腸がんがあることがわかりました。同じ変異をもつ親子でも実際に大腸がんになる年齢は同様とは限らないことがわかります。遺伝カウンセラーとしてはここでもリスクの説明を行ったうえで、受診者の自立的決定を援助することになります。

〔家族5〕二度大腸がんの手術を受けた方のご家族

①ご家族の経過

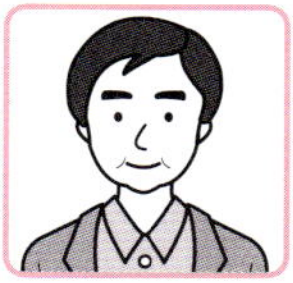

Eさん
50歳代、男性

Eさん（家系図5のⅢ-1）は30歳代で横行結腸がんと診断されていました。発症年齢の若さから、MSI検査とIHC検査を提案、実施したところMSI-H、IHCでMSH2に染色低下が認められました。その後の遺伝子検査でリンチ症候群であることが確定しました。その後、年に一度大腸内視鏡検査の検診を受けていましたが、50歳頃に下行結腸に進行がんが見つかり二度目の手術となってしまいました。

②発端者（Eさん）の実際の感想

最初にがんと診断されたのは30歳を少し過ぎた頃です。横行結腸がんでした。驚きと怖さとこの先どうなっていくのかという不安が入り混じった気持ちでした。さらに術後1年後、2年後に転移性肝がんが見つかりました。死の恐怖、家族との別れのことを真剣に考えました。50歳前に下行結腸がんに罹った際は早く見つかってホッとした気持ちでした。

家系図5

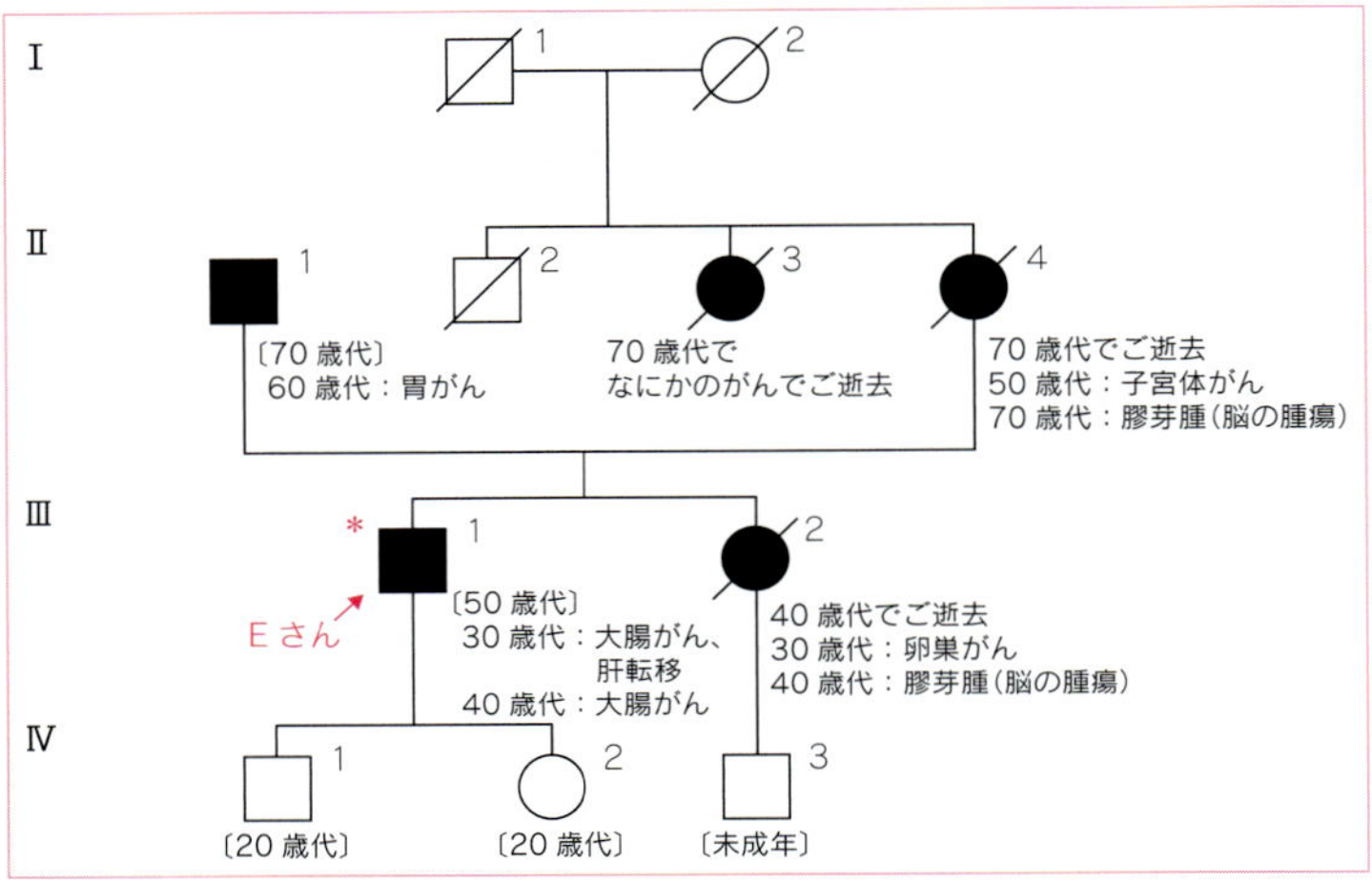

Ⅰ、Ⅱ、Ⅲ、Ⅳ…世代を表す　□男性　▱故人の男性　■がん発症の男性　○女性　∅故人の女性　●故人のがん発症の女性　↗遺伝カウンセリングを受診した方
＊リンチ症候群と診断された方

最初に診断されてから約20年の間に肉親が相次いでがんを患い、遺伝の家系なのだと漠然と思っていました。医師から「遺伝の可能性がある」と言われたとき、はっきりした原因を知りたいと思いました。遺伝子検査を受けることも即答しました。原因を知ることで子どもたちが検査を早く受け、早期に発見してもらいたいと考えたからです。

実際にリンチ症候群と診断され、自分が若くしてがんになった原因の一つがはっきりしてなんとなく納得できたような気持ちになりました。

妻にはありのままを話しましたが、

高齢の父にはこの先も話さないつもりです。子どもに伝えるのはこれからです。子どもたちは、親ががんで何度も手術していることはわかっているけれど、リンチ症候群であると知ったらどう受け止めるのかわからないので、いつ伝えようか悩んでいます。

がんのことを知らないために不安や恐怖を感じていた20年前と比べると、自分も家族もさまざまながんを経験し、現在はがんというものを落ち着いてとらえられている気がします。とにかく早く発見することを心がけるべきだと思っています。

③遺伝カウンセリング担当者の感想

30歳代で大腸がんになった衝撃はとても大きなものであったと思います。そのあと時間を経てリンチ症候群の診断を受けられました。お母様が関連がんである子宮体がんで逝去されていますので、リンチ症候群だった可能性がお父様より高いでしょうか。ご存命のお父様にはリンチ症候群のことは話さないとお決めになっています。自分の体質について知り、それと向き合うクライエントの姿勢に寄り添うようなカウンセリングが必要と思われます。お子さんにお話しする時期についても今後相談していきたいです。

〔家族6〕血縁者として遺伝子検査を受けた方のご家族

①ご家族の経過

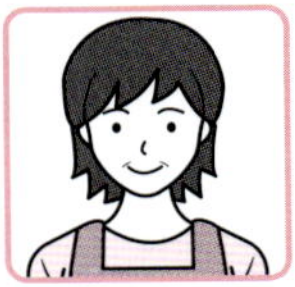
Fさん
40歳代、女性

Fさん（家系図6のⅢ-4）は山口県出身の40歳代の女性です。母親（家系図6のⅡ-4）が今まで大腸がんを含めたいくつかのがんになり、山口県内の病院で治療をされていました。その病院ですでに遺伝子検査を受け、*MLH1*に病的変異が検出されていました。その後の検査でご本人および兄（家系図6のⅢ-3）も同じ病的変異を持つことが判明しました。今まで特に病気もしたことなく、もちろん大腸内視鏡検査を受けたこともありません。ご本人は関東地方に在住のため当院での大腸内視鏡検査などを希望され、当院に紹介状をもって受診されました。

②発端者（Fさん）の実際の感想

私が中学生の時、母が初めてがんを患いました。ポリープを取るための手術だと父から説明され、私自身はあまり不安を感じていませんでした。母も告知されていませんでしたが、「私はがんだ」と受け止めていたようです。私は父の話を鵜呑みにしていました

家系図 6

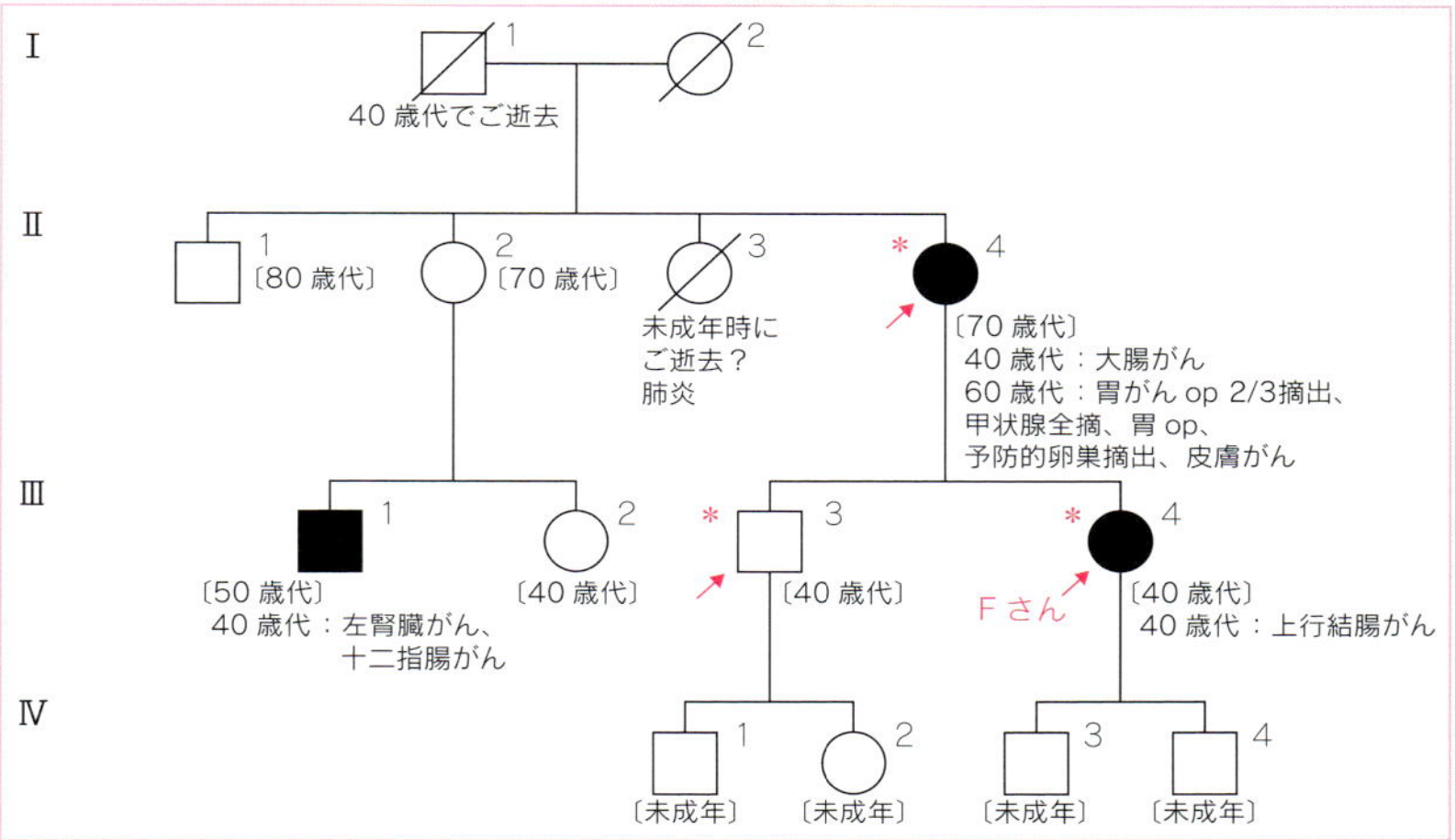

Ⅰ、Ⅱ、Ⅲ、Ⅳ…世代を表す　□男性　▨故人の男性　■がん発症の男性　○女性　∅故人の女性　●がん発症の女性　↗遺伝カウンセリングを受診した方　＊リンチ症候群と診断された方

が、告知されないままがんで亡くなる人がいたような時代でしたので、今振り返ると母の気持ちをもう少し考えてあげられたら良かったなと思います。

遺伝性の大腸がんだということは、母が遺伝子検査を受けて結果が出てから知らされました。年齢だけでは納得できない母の手術の多さに「また!? なぜ?」とどうしようもない思いが募っていましたが、それがやっと解決できたと感じました。電話で話を聞き、自分も検査を受けようと即決しました。早期発見、定期的な検査を受けるきっかけになると思ったからです。父から、私の子どもの将来が心配だと言われたときは考えさせられましたが、意思は変わりませんでした。

遺伝子検査を受けて（リンチ症候群が）遺伝しているとわかった時、予想以上にショックを受けている自分に驚きました。「がんになるのはわかった。それでも子ども（当時下の子が幼稚園の年長）のことを思うと、あと5年くらいは入院したくないな」と考えていました。

その数か月後に東京で受けた初めての大腸内視鏡検査でがんが見つかり「えっ！　もう!?」と思いました。同時に「遺伝子検査を受けていなければ発見できなかった。（遺伝子検査を）しておいて良かった。」と胸をなでおろしました。一方で、遺伝子検査を受けたことで早期発見できた私でさえも、この検査は（子どもたちにも）容易には勧められないと感じています。

がんが見つかって手術が決まり、義父母に状況を話しました。入院先が自宅から離れたがんセンターということで、リンチ症候群についても伝えました。

子どもの遺伝子検査を行う時期は性格と成長を見ながらおいおい考えようと思っています。私の母は何度も手術を受けながらも元気でいるので、それを見ていた私は自分への心配はあまりありませんでした。私も元気でいることで、子どもたちの不安が和らげばいいなと思います。

③遺伝カウンセリング担当者の感想

「えっ！　もう!?」という言葉が印象的です。何もないことを確認するはずだった大腸内視鏡検査で大腸がんが見つかってしまった衝撃は大きなものであったと予想できます。それでも大腸内視鏡検査を受ける決断をした、そのことを前向きにとらえる必要があります。受けていなかったら、もっと病気が進んでしまっていたかもしれません。まずは目の前の治療に専念していただくことが重要です。併せて、リンチ症候群なので、術前に他臓器にがんが合併していないかも検討する必要があります。

（14章担当：当事者とご家族／中島　健／高津美月）

15 その他の海外、国内のリンチ症候群に関する組織のご紹介

①海外の組織

Hereditary Colon Cancer Foundation：遺伝性大腸がん協会（アメリカ）

(http://www.hcctakesguts.org/)

リンチ症候群も含め、遺伝性大腸がんに関する情報が掲載されています。患者および医療者向けのガイドラインは無料登録をすればダウンロードできます。また、ホームページ上でオリジナルグッズも販売されています（図19）。

Lynch Syndrome Australia（オーストラリア）

(http://www.lynchsyndrome.org.au/)

２０１３年から「Living with Lynch Conferences」を開催しています。一年の間にオーストラリア国内の複数の都市で行われ、患者、家族、医療者が集い、治療や研究の

図 19　ガイドラインやオリジナルグッズ

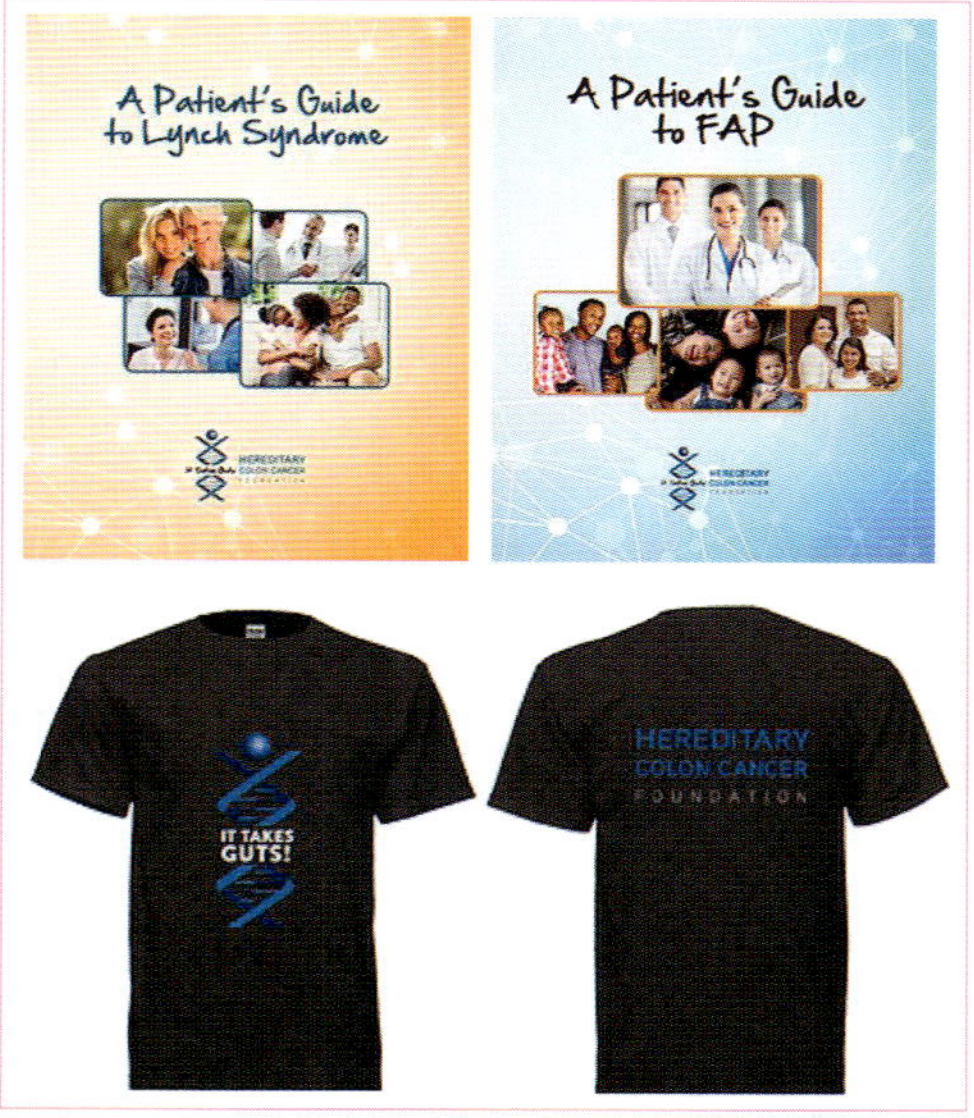

図 20　会合の様子

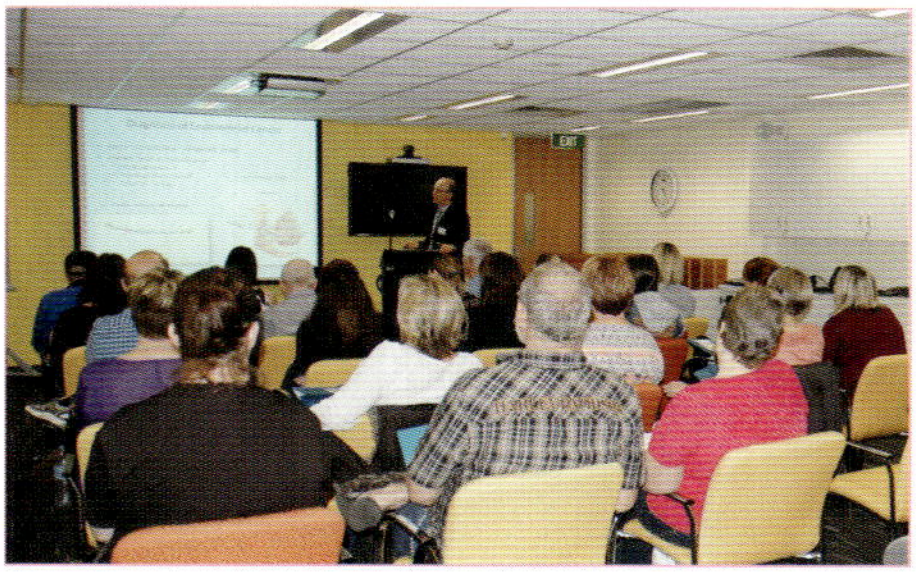

図21　啓蒙活動のメッセージ

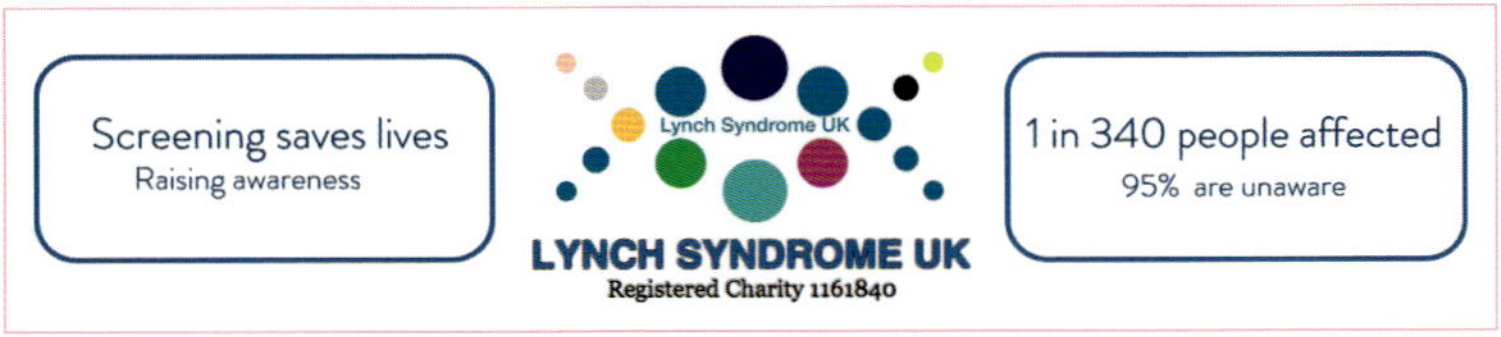
Screening saves lives
Raising awareness
Lynch Syndrome UK
LYNCH SYNDROME UK
Registered Charity 1161840
1 in 340 people affected
95% are unaware

最新情報を共有しています（図20）。

Lynch Syndrome UK（イギリス）

(http://www.lynch-syndrome-uk.org/)

イギリスの組織は教育、啓蒙に力を入れています。ＨＰのトップページには「スクリーニングによって助かる命があります。認識を広めましょう。」「全国民の３４０人に１人がリンチ症候群だと言われています。そのうち95％が未診断です。」というメッセージが掲載されています（図21）。また、子どもの教育のための動画も作成されており、Ｐａｒｔ１からＰａｒｔ３まですべてホームページ上で閲覧することができます。

②国内の組織

リンチ症候群　患者家族会「ひまわりの会」

(http://www.iwakuni-nh.go.jp/salon/2015-06-03-04-17-

49.html)

山口県の岩国医療センターの患者さんによって2014年に発足しました。リンチ症候群についての正しい知識を共有すること、さまざまな悩みを支え合うことを主な目的としており、6か月に1回、定期的な集まりを行っています。

（15章担当：中島　健／髙津美月）

参考資料

① 書籍

『遺伝性大腸癌診療ガイドライン（２０１６年版）』
編集：大腸癌研究会　発行：金原出版株式会社
ISBN：978-4-307-20362-3

② Web（2017年4月20日時点でアクセス可能）

Gene Reviews Japan（http://grj.umin.jp/grj/hnpcc.htm）
※「家族性非ポリポーシス大腸がん」として掲載されていますが、リンチ症候群と同義と理解していただいて構いません。

ＮＣＣＮガイドライン
・日本語版（https://www.tri-kobe.org/nccn/guideline/colorectal/japanese/genetics_colon.pdf）

・英語版（https://www.nccn.org/professionals/physician_gls/pdf/genetics_colon.pdf）

③関連学会

- 日本家族性腫瘍学会（http://jsft.umin.jp/）
- 日本遺伝カウンセリング学会（http://www.jsgc.jp/）
- 日本人類遺伝学会（http://jshg.jp/）
- 大腸癌研究会（http://www.jsccr.jp/）

④リンチ症候群以外の遺伝性腫瘍とその患者会

〈家族性大腸ポリポーシス〉

家族性大腸ポリポーシス（Familial Adenomatous Polyposis：ＦＡＰ）では大腸に多数のポリープが発生し、放置するとほぼ１００％の症例に大腸がんが発生します。原因遺伝子の一つとしてＡＰＣ遺伝子が知られており、両親のどちらかが家族性大腸ポリポーシスである場合、性別に関わらず50％の確率で子どもに遺伝します。突然変異で家族歴がなく発症する場合もあります。

ハーモニー・ライン（http://www.harmonyline.com/）

当事者の方々によって１９９８年に発足し、大阪を中心に活動しているＦＡＰの患者会です。患者さんやご家族、医療者を交えての総会や親睦会の開催、学会での啓発活動などを行っています。次に紹介するハーモニー・ライフと共同で、指定難病認定に向けた陳情活動と共にパブリックコメントも提案しました。

ハーモニー・ライフ（http://harmony-life.sfc.keio.ac.jp/）

同じく１９９８年に発足し、こちらは東京を中心に活動しているＦＡＰの患者会で、当事者の方々と医療者を交えての総会や茶話会などを行っています。半年に一度、国立がん研究センター中央病院にてセミナー兼茶話会も開催しています。先述のとおり指定難病認定に向けてパブリックコメントの提案も行いました。

〈遺伝性乳がん・卵巣がん症候群〉

遺伝性乳がん・卵巣がん症候群（Hereditary Breast and Ovarian Cancer：ＨＢＯＣ）は遺伝性のがんの一つで、原因遺伝子として*BRCA1*，*BRCA2*が知られており、この遺伝子のいずれかに生まれつきの変異をもっていると乳がんや卵巣がんなどに罹りやすくなります。親から子へは、性別に関わらず50％の確率で遺伝します。

クラヴィスアルクス（http://www.clavisarcus.com/）

日本国内で初めてできた遺伝性乳がん・卵巣がん症候群の当事者会です。全国に支部があり、患者さんやご家族、未発症変異保持者（*BRCA1*または*BRCA2*に生まれつきの変異をもちがんを発症していない方）のサポートを目的に活動しています。おしゃべり会の開催、市民公開講座での講演や学会での啓蒙活動を行っています。

おわりに

この度、リンチ症候群に関する患者さん向けの本を作成させていただきました。近年日本では大腸がんになる方は増加する傾向にあります。年間約16万人の方が大腸がんになっています（国立がん研究センターがん情報サービス「がん登録・統計」）。リンチ症候群が大腸がん全体のもし2％だとしても、約３０００人の方がそれに該当します。リンチ症候群の数はものすごく大きいものです。大腸がん関係の学会では、外科手術、内視鏡検査・治療、抗がん剤治療のことはよく取り上げられています。しかしながら、リンチ症候群に関する情報・発表はまだまだ少ないのです。欧米でもそうですが、多くの患者さんが診断されていないことが多いようです。何回もいろいろな臓器の手術をして初めてリンチ症候群と診断されるよりは、初めての治療の時に診断されたほうが良いでしょう。また、もしリンチ症候群と診断されても、そのご家族ではがんの早期発見、早期治療ができると良いですね。そのような思いでこの本を作成いたしました。

もしあなたが大腸がん患者で、改訂ベセスダ基準を満たす場合には、担当の先生に「この病院でＭＳＩ検査は受けられますか？」と聞いてみてください。健康保険でできる検査ですので、ぜひ受けていただきたいと思います。そしてもし陽性でしたら、どのような検査が必要になるのか聞いてみてください。もしＭＳＩ検査が大腸がんの手術を受けた病院でできない場合には、他の病院に紹介してもらえるかご相談していただけたらと思います。けれども、ベセスダ基準に当てはまっているからといって、「私はリンチ症候群なのだ」と勘違いしないでください。これはあくまでも拾い上げ基準ですので、「疑いがある」ということです。おそらく基準を満たす方の約１割程度の方でＭＳＩ検査が陽性になる可能性があります。

今後リンチ症候群の患者さんが適切に診断されることを願っております。また可能であれば、欧米のように患者さんを中心としたネットワークができて、診療が進むことを希望いたします。

中島　健

[編著者]

中島　健　医師
国立がん研究センター中央病院 内視鏡科外来医長、遺伝子診療部門併任

平成 9 年 横浜市立大学医学部卒業。同大学附属病院などで研修。
平成 18 年 国立がんセンター中央病院 内視鏡部 医員(平成 22 年 4 月 独立行政法人化に伴い、国立がん研究センター中央病院 内視鏡科 医員に名称変更)。
平成 25 年より遺伝相談外来担当(併任)、平成 27 年 内視鏡科 外来医長、
平成 27 年 11 月 遺伝子診療部門設立に伴い併任。
日本消化器病学会専門医、日本消化器内視鏡学会専門医・指導医、日本家族性腫瘍学会評議員、臨床遺伝専門医、ほか。

[共著者](50 音順)

石川 光也　医師
国立がん研究センター中央病院 婦人腫瘍科外来医長、遺伝子診療部門併任

込山 元清　医師
国立がん研究センター中央病院 泌尿器・後腹膜腫瘍科外来医長、希少がんセンター併任

菅野 康吉　医師(臨床遺伝専門医、同指導医)
栃木県立がんセンター がん予防・遺伝カウンセリング科、
国立がん研究センター中央病院 遺伝子診療部門、
慶應義塾大学 臨床遺伝学センター

髙津 美月　認定遺伝カウンセラー
国立がん研究センター中央病院 遺伝子診療部門

田辺 記子　認定遺伝カウンセラー
国立がん研究センター中央病院 遺伝子診療部門

吉田 輝彦　医師
国立がん研究センター中央病院 遺伝子診療部門長

もしかして、遺伝性の大腸がん？—リンチ症候群—

2017年5月15日　第1版第1刷©

編著者　中島《なかじま》　健《たけし》

発行人　三輪　敏

発行所　株式会社シービーアール

東京都文京区本郷3-32-6　〒113-0033

☎(03)5840-7561（代）Fax(03)3816-5630

E-mail　sales-info@cbr-pub.com

URL　http://www.cbr-pub.com

ISBN 978-4-908083-18-1　C2047

定価は裏表紙に表示

印刷製本　三報社印刷株式会社